花王「アタック」はシャツを白く染める

蛍光増白剤・合成界面活性剤は危ない

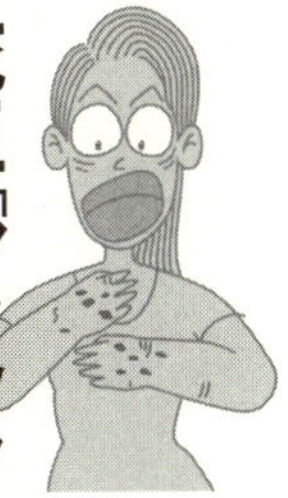

渡辺雄二 著

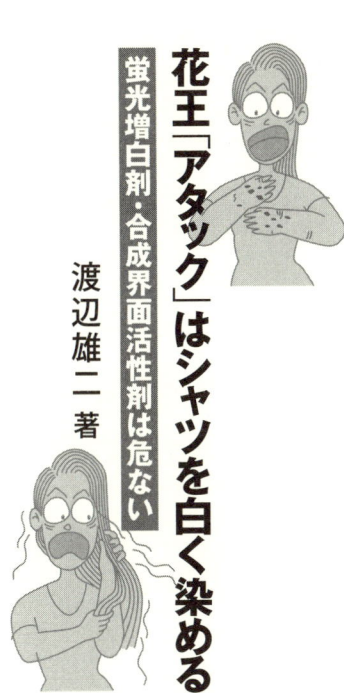

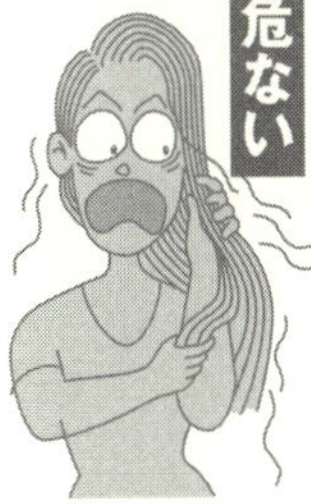

緑風出版

プロローグ

「手がヒリヒリ」「肌が荒れた」

「台所用洗剤を使ったら、手がヒリヒリした」「ボディシャンプーで体を洗ったら、肌が荒れた」「薄黄色のシャツを洗剤で洗ったら、白っぽくなった」――こんな経験をお持ちの方は多いのではないでしょうか。これは、洗剤やボディシャンプーに含まれる合成界面活性剤《ごうせいかいめんかっせいざい》などの化学物質が原因しているのです。

今や、ドラッグストアやスーパーなどには、洗濯用洗剤、台所用洗剤、シャンプー・リンス、ボディシャンプー、歯磨き剤、ハンドソープなどが山のように積まれています。「マツモトキヨシ」などに入ると、そのおびただしい数に圧倒される思いです。

これらの製品には、驚くほど数多くの化学物質が含まれていますが、共通して使われているのが、合成界面活性剤です。

皮膚を刺激し、環境汚染を起こす

合成界面活性剤はいくつも種類がありますが、いずれも油汚れなどを落とすという性質があります。そのため、洗濯用洗剤、台所用洗剤、ボディシャンプーなどの様々な製品に使われているのです。

しかし、それは反面、人間の皮膚や粘膜《ねんまく》を刺激します。手に付着すれば手の甲がヒリヒリし、体を洗えば皮膚が刺激されて熱くなったように感じ、目に入れば強い痛みを覚え、誤って飲み込めば食道や胃が荒れるのです。

市販の洗剤やボディシャンプー、シャンプーなどを使っている人は、大なり小なりこうした影響を受けているのです。しかし、それを敏感に感じる人とそうでない人がいて、なかなか気付かない人も多いようです。

また、家庭から垂れ流された合成界面活性剤は、周辺の河川や湖沼を汚染し、魚の数を減らし、プランクトンや微生物、水生植物などにも悪影響をもたらします。その結果、川の水は濁《にご》り、悪臭が漂い、魚の姿は見えず、水草も生えない、〝ドブ〟のような河川になってしまっているケースもあります。

これは、過去の話ではありません。今も、下水道の普及していない地域では起こっていることなのです。私が住んでいる町でも、実際に起こっています。その原因は、家庭で毎日使われている洗剤やシャンプー、ボディシャンプーなどです。

お金をムダにするのはやめよう!

これらの製品を製造・販売しているのは、花王、ライオン、P&Gなどの企業です。これまで私は、こうした企業の製品を、『週刊金曜日』という雑誌の「買ってはいけない」「新・買ってはいけない」という欄《らん》で実名で取り上げ、人体や環境におよぼす影響を指摘してきました。連載が始まったのは、1997年2月ですから、もう10年以上になります。

この間、各企業を取材して強く感じるのは、企業の多くは、本来消費者にとって必要のない製品を次々に作り上げ、テレビCMや新聞、雑誌などでバンバン宣伝して消費者をマインドコントロールし、製品を買わせて利益を上げているという事実です。

その製品が、消費者に必要であるかないかは関係ありません。それをたくさん売って、利益を上げることができれば、それでよいのです。

その結果、消費者は必要のない製品にムダなお金を費《つい》やされ、さらにその製品によって健康を害するという、なんとも不合理で悲しい状態に陥《おちい》っているのです。

こうしたカラクリを本書でぜひ知っていただきたいと思います。そして、お金をムダにするような行為は、やめていただきたいと思います。

そうすることで、体への悪影響を無くすことができ、また環境汚染も減らすことができるのです。

花王「アタック」はシャツを白く染める

蛍光増白剤・合成界面活性剤は危ない

目　次

プロローグ・3

1章 花王「アタック」はシャツを白く染める！・14

14章 消臭効果のない「消臭元」・156

15章 必要ないものは使わず、経済的で快適な生活を！・162

1章

花王「アタック」はシャツを白く染める!

「驚きの白さ」の秘密

「『アタック』で洗うと、シャツが真っ白になる」――こんなふうに思って、花王の「アタック」を使っている人が多いと思います。花王自ら、「驚きの白さに」「さらに白さがアップ」と、白さを強調しています。しかし、その白さには秘密があったのです。

ドラッグストアやスーパーなどで、「アタック」を買っている人はとても多いと思います。なにしろ売り上げ№1の洗濯用洗剤ですから。しかし、その中身がどんなものか知っている人は、意外に少ないのではないでしょうか? 「テレビで宣伝していて、よさそうだから」「白く洗いあがるというから買っている」――こんな人がほとんどだと思います。

「アタック」は、「バイオ酵素」なるものを使っていることを強調しています。これは、タンパク質の一種で、それが繊維の中に浸透して汚れを分解し、落とすといいます。

花王のホームページでは、「高活性バイオ酵素は、洗たく機の中で重なり合う衣類のすみずみまで、すばやく浸透。エリ、そで口やくつ下のせんいの奥に潜んだ汚れ、ニオイまですっきり落とします」と説明。「バイオ酵素」という最先端の技術によって、洗濯物を白く洗い上げることを強調しています。

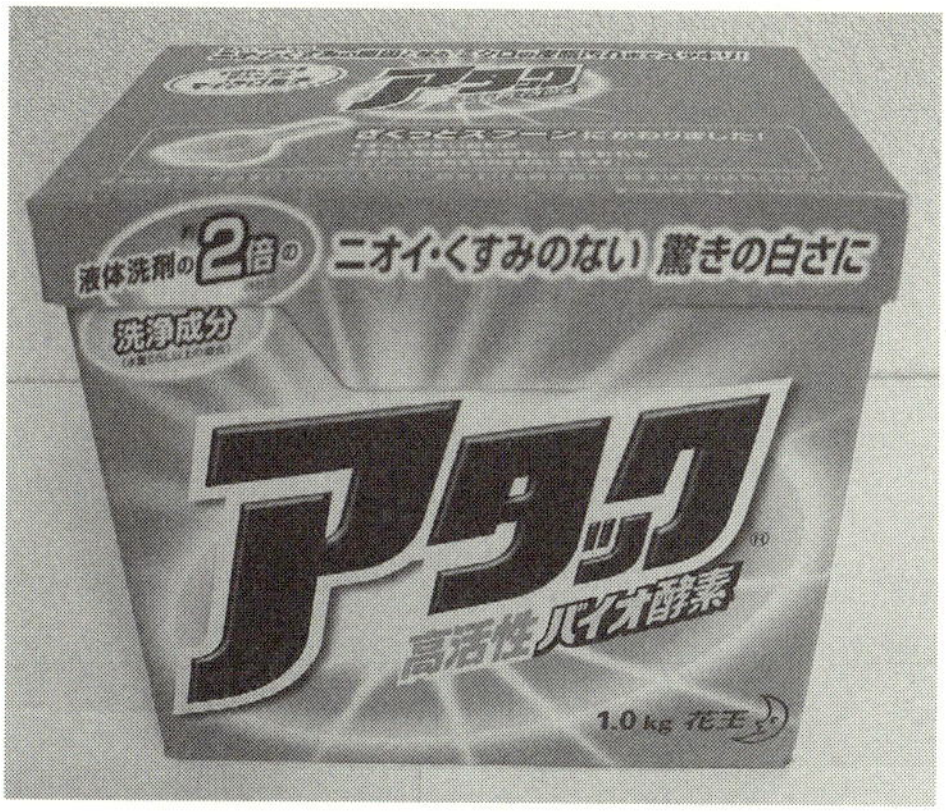

しかし、「アタック」の箱には、こんな注意表示があるのをご存知でしょうか？

「本品は、蛍光剤配合。淡色の綿・麻衣料は白っぽくなることがあるので、蛍光剤無配合のニュービーズ、ふんわりニュービーズをおすすめします」「蛍光剤のムラづき等を防ぐため、洗剤は一ケ所にかたよらないように入れる」（傍点筆者）。

この「蛍光剤《けいこうざい》」とはいったい何者でしょうか？

白く輝かせる〝魔法の粉〟

「アタック」の箱には、「ニオイ・くすみのない　驚きの白さに」とあり、次のように成分が表示されています。

「界面活性剤〔24％、直鎖アルキルベンゼンスルホン酸ナトリウム、ポリオキシエチレンアルキルエーテル〕、水軟化剤（アルミノけい酸塩）、アルカリ剤（炭酸塩）、工程剤（硫酸塩）、分散剤、蛍光増白剤、酵素」

いろいろ難しそうな言葉が書かれていますが、後ろから二番目に「蛍光増白剤」とあります。これこそが、繊維を白くする〝魔法の粉〟なのです。

こんな実験があります。蛍光増白剤入りの洗濯用洗剤を水に溶かして、そこに白い布を入れて浸します。それから、その布を取り出して、紫外線ランプに当てます。

すると、その布が青白く光るのです。その色は何とも不気味で、どう見ても体によさそうには思えません。そんなものが付着した洗濯物など、とても着る気にはなれなくなります。この不気味な青い光を発するものこそが、蛍光増白剤なのです。

「アタック」で洗うということは、洗濯物に蛍光増白剤を付着させるということなのです。だから、陽に当たると光が発せられて、白く輝くように見えるのです。

蛍光増白剤が黄色みを打ち消す

あまり知られていないことなのですが、実は綿の白い肌着などには、新品の時から蛍光増白剤が塗られているのです。だから、あのように真っ白なのです。ところが、洗濯するたびに繊維から蛍光増白剤が剝《は》がれていってしまいます。

綿は本来生成《きな》り色といって、薄い黄色をしています。そのため、塗られた蛍光増白剤が洗濯のたびにとれてしまうと、繊維は本来の生成り色に戻っていきます。しかし、それは主婦の目には、「黄ばみ」として映ります。日本人は白いシャツが好きですから、こうした黄ばみを受け入れることはなかなかできません。

この黄ばみを、「アタック」は防ぐのです。つまり、洗濯によって蛍光増白剤が失われた繊維に、「アタック」に配合された蛍光増白剤が再び付着するのです。

蛍光増白剤は繊維に付着すると、目に見えない紫外線を吸収して青色の光（蛍光）を放出します。青色の光は綿の繊維の黄色みを打ち消し、その結果、白く輝くように見えるのです。すなわち、「アタック」は蛍光増白剤によってシャツを白く染めているのです。

ところが、蛍光増白剤が逆効果を示してしまう場合があります。すなわち、綿本来の生成り色の衣服に付着すると、その独特の色あいを失わせて白くしてしまいます。

また、淡色の衣服が本来の色と違ってしまうこともあります。そのため、前のような「本品は蛍光剤配合。淡色の綿・麻衣料は白っぽくなることがある……」という注意表示があるのです。

花王も認める

実は、花王自体が蛍光増白剤によって、綿などを白く染めていることを認めているのです。同社のホームページには、こう書かれています。

「蛍光増白剤は染料の一種です。光の中に目に見えない紫外線（波長380㎚付近）を吸収し、それを目に見える青色の可視光線（波長440㎚付近の光で『蛍光』と呼ぶ）に変えて放出します。このため、綿のようにもともと幾分黄色味を帯びたものに使用すると、青い光が加わり、輝くように白く見えます」

ここで、蛍光増白剤を「染料の一種」といっていることが注目されます。染料とは、布を染めるものです。つまり、花王も衣類を染めていることを認めているのです。そして、それによって「輝くように白く見えます」と、自ら言っているのです。さらに、こうも書いています。

「市販の白物衣料の多くのものには、製造段階で蛍光増白剤が使用されています。しかし、綿、麻、レーヨンなどに使用されている蛍光増白剤は、洗たくのときに脱落するので、これを補うために、多くの洗剤には蛍光増白剤が配合されています」

これは、「アタック」に蛍光増白剤を配合していることの言い訳をしているようにも聞こえます。「もともと衣料には、蛍光増白剤が使われている。それを補っているにすぎない。ほかの洗剤メーカーだって使っている」と。

しかし、もともと衣料に蛍光増白剤が使われていること自体が問題ですし、ほかのメーカーが使っているから正当化されるというものではありません。

なお、このホームページの内容は、2008年1月時点のもので（この内容は、プリントアウトしてあります）、その後、もっと簡単な説明に変わっています。

蛍光増白剤の影響

蛍光増白剤は、いくつか種類がありますが、いわゆる亀の甲（ベンゼン核）がいくつもつながったような格好をしていて、とても複雑な化学構造をしています。その化学式を見ただけで、「気分が悪くなる」という人も多そうなので、図に示すのは止めることにしますが、いちおう主なものの名前を書きますと、ジアミノスチルベン型蛍光増白剤、ビススチリルビフェニル型蛍光増白剤ということになります。

蛍光増白剤はいわくつきの化学物質で、「毒性がある」「いや、毒性はない」、あるいは「環境を汚染する」「いや、汚染しない」などとずっと議論が続いています。また、「発がん性が疑わしい」という指摘がある一方で、「発がん性はない」という見解もあります。

しかし、旧・通産省は、１９７３年に蛍光増白加工について、「過剰加工に注意すること」「乳幼児用品にはできる限り加工を避けること」という内容の通達を出しています。つまり、ベビー用の下着や服には、蛍光増白剤は使ってはいけないのです。

これは、人によっては蛍光増白剤が皮膚を刺激したり、アレルギーを起こす可能性があり、とくに皮膚が未成熟でやわらかい乳幼児には影響が大きいからでしょう。肌が敏感で荒れやすい人やアレルギー体質の人は、注意しなければなりません。少しでも皮膚炎などの肌トラブルが起こったら、使用はやめたほうがよいと思います。

また、化学物質に敏感な人、とくに化学物質過敏症の人は要注意です。化学物質過敏症は、その名の通り、化学物質に体が敏感に反応して起こると考えられます。主な症状は、疲れ目、ドライアイ、頭痛、動悸《どうき》、全身倦怠感、そして皮膚のかゆみや紅斑《こうはん》などです。

化学物質は毒性のあるものが少なくありません。そのため、それを吸い込んだり、目に入ったり、皮膚に付着した際に、体の細胞や神経が影響を受けたり、拒否反応を起こすことがあります。それが様々な症状となって現われると考えられます。

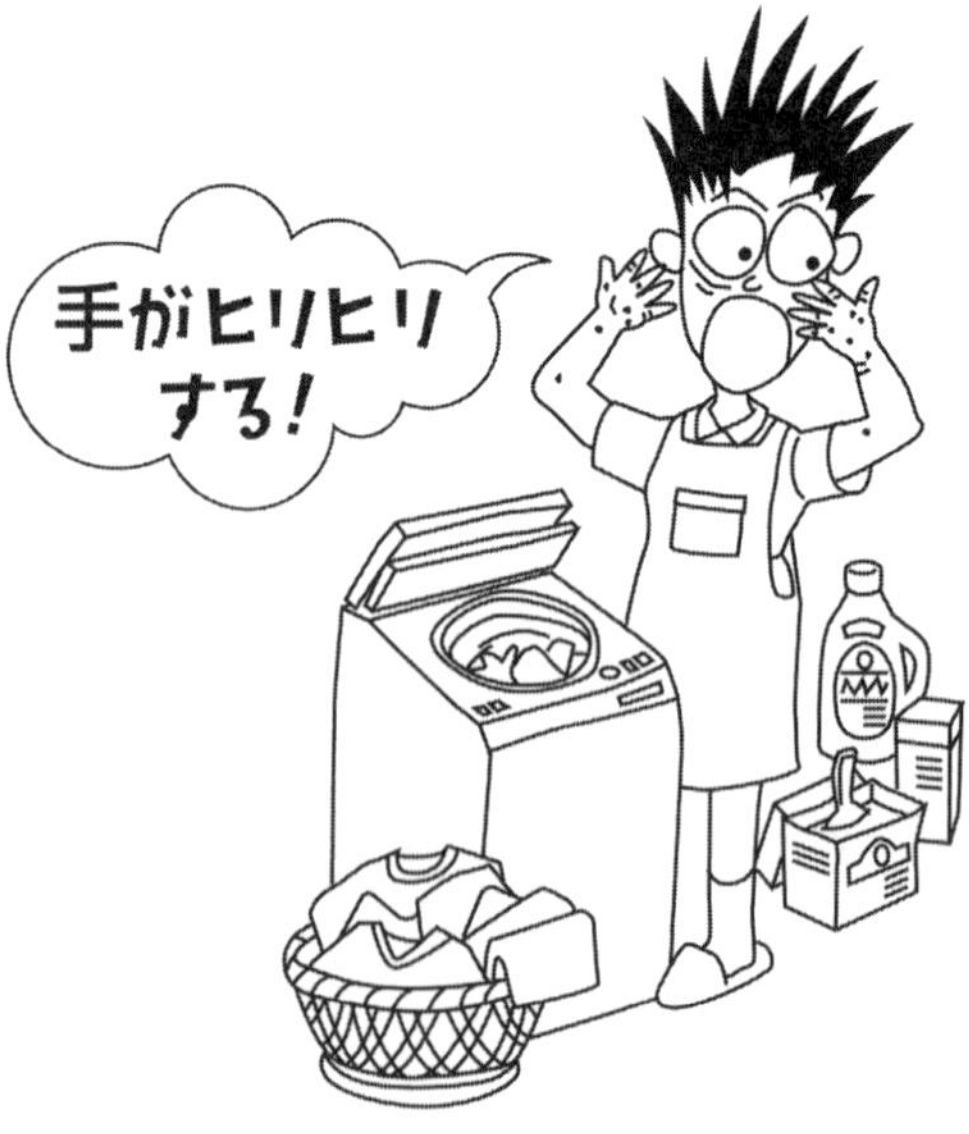

化学物質過敏症は、化学物質にとくに敏感な人に起こる症状と考えられていますが、化学毒物に対する体の拒否反応と考えると、誰にでも起こりうる症状ともいえるのです。皮膚にかゆみを感じたり、赤くなったりした時は、合成洗剤が原因ではないか、と疑ってみる必要があるでし

ょう。

「アタック」の気になる注意表示

「アタック」には、こんな注意表示があります。「使用後は手を水でよく洗う」「荒れ性の方や長時間使う場合、また洗剤をブラシにつけて洗うときは炊事用手袋を使う」。

「アタック」を溶かした水に手を入れると、ヌルヌルしたような感じがし、さらに皮膚の表面が刺激されてヒリヒリします。敏感な人の場合、手が荒れることもあるので、それを防ぐためにこうした注意表示があるのでしょう。

また、「アタック」には、応急処置として次のように書かれています。

「目に入った時はこすらずただちに流水で15分以上洗い流し、必ず眼科医に受診する」「少量の粉末または洗剤溶液を飲み込んだ時は、吐かずに口をすすぎ、水を飲む等の処置をする。異常が残る場合は、医師に相談する」「大量に口や鼻に入った時はただちに医師に連絡、相談する」。

目に入った場合、かなり刺激があって、そのまま放っておくと、障害を起こす危険性があるようです。また、子供などが誤って粉末を食べてしまった場合、かなり危険なことがうかがわれます。

「アタック」には、蛍光増白剤のほかにいくつもの化学物質がふくまれています。それらによって目の粘膜が刺激されたり、食道や胃に悪影響がおよぶということがあるのでしょう。とりわけ主成分である「直鎖《ちょくさ》アルキルベンゼンスルホン酸ナトリウム」の影響が大きいと考えられます。これは、略してLASといわれます。

洗剤で死亡事故発生

LASは最も代表的な合成界面活性剤で、「アタック」以外にも、「ニュービーズ」(花王)や「アリエール」(P&G)など多くの洗濯用洗剤に配合されています。しかし、人体や環境への影響がもっとも懸念されている界面活性剤でもあるのです。

LASは1960年代の後半ごろから洗濯用洗剤に使われるようになりました。それ以前は、ABS(アルキルベンゼンスルホン酸ナトリウム)という合成界面活性剤が使われていました。

これは、LASと似たものです。名前も似ているでしょう。「直鎖」が付いているか、ないかの違いだけです。LASとABSについては、数多くの動物実験が行なわれていますが、それらの急性毒性(すぐに現われる毒性)は同程度とされています。

今はABSは使われていませんが、LASが登場する以前はよく使われていて、それを配合した「ライポンF」という食器用の粉末製剤が売られていました。ところが、「ライポンF」によって重大な事故が発生したのです。

1962年9月20日の夜中、東京都北区のある家庭で、そこのお母さんが生後2カ月の赤ちゃんにミルクをあたえようと、粉ミルクを哺乳瓶に入れて水で溶きました。それを赤ちゃんに飲ませようとしたのですが、嫌がって飲みません。お母さんは電燈を点けて、ちょっとなめてみると、ミルクとはまったく違う味がしたといいます。

その時、お父さん（32歳）が目を覚まして、味を調べようと、その〝ミルク〟を一口ゴクリと飲んでしまいました。数分後、お父さんは苦しげなうめき声を上げて激しく吐きました。のどがヒリヒリ焼けるように痛んだといいます。

実は哺乳瓶に入っていたのは粉ミルクではなく、「ライポンF」だったのです。お母さんが間違えて入れてしまったのです。

そのことに気付いた二人は、「ライポンF」の注意書きを見ました。すると、「厚生省実験証明」「本品は毒性を有せず」などと書いてありました。それで、一口飲んだだけだし、それほど心配ないだろうということで、胃腸薬と口直しに清涼飲料水を飲んで、寝てしまいました。

ところが、それから10分もたたないうちに、お父さんはまた激しく吐きました。そして、1時間ぐらい苦しそうにしていましたが、なんとそのまま亡くなってしまったのです。この事件は、その日の『朝日新聞』で報じられました。

合成界面活性剤による中毒死か!?

その後、遺体を解剖したところ、胃の中には0・5gのABSが残っていました。解剖を行なった監察医たちは死亡原因がABSであると判断し、死亡検案書に「本屍の死因は中性洗剤による中毒死である」と書きました。

そのお父さんの遺族はライオン油脂を相手取って、損害賠償の裁判を起こし、その死亡原因が争点になりました。

ところが、裁判所はサルなどにABSを口から投与した実験で、死亡が見られなかったことなどを理由に、そのお父さんの死と「ライポンF」との間に関係は確認できないという理由で、被告のライオン油脂を無罪としました。

しかし、これが公正な裁判であったのか、疑問が残るのです。当時は、日本の高度経済成長が始まってまもなくの頃です。判決が有罪となれば、合成洗剤の生産はストップする可能性があったでしょう。それはなんとしても避けたいという時代の雰囲気があったのではないでしょうか。

公害病の原点である水俣病（1950年代後半に患者確認）でさえ、この当時は「公害病」と認められず、それが有機水銀による公害病と認められたのは、新潟で同様な病気が発生したあとの1968年なのです。もし、この「ライポンF」裁判が現在行なわれていたら、有罪になっていたかもしれません。

この事件のこともあってか、またABSは分解されにくく、世界各国で河川や下水処理場で泡が発生して問題になっていたこともあってか、日本の洗剤業界の間でABSの使用をやめようという機運が高まっていきました。「ライポンF」の悪夢を業界は早く消し去りたかったのかもしれません。

そこで、ＡＢＳの代わりに登場したのが、ＡＢＳに比べて分解されやすいＬＡＳなのです。１９６０年代にしだいにＡＢＳは使われなくなり、ＬＡＳが使われるようになりました。そして、１９７０年にはＬＡＳへの転換率は80％に達しました。

しかし、動物実験による急性毒性は、前に書いたようにＡＢＳもＬＡＳもそれほど変わらないのです。したがって、ＬＡＳを誤って一定量以上飲みこめば、この事件と同じような結果になり得るということです。

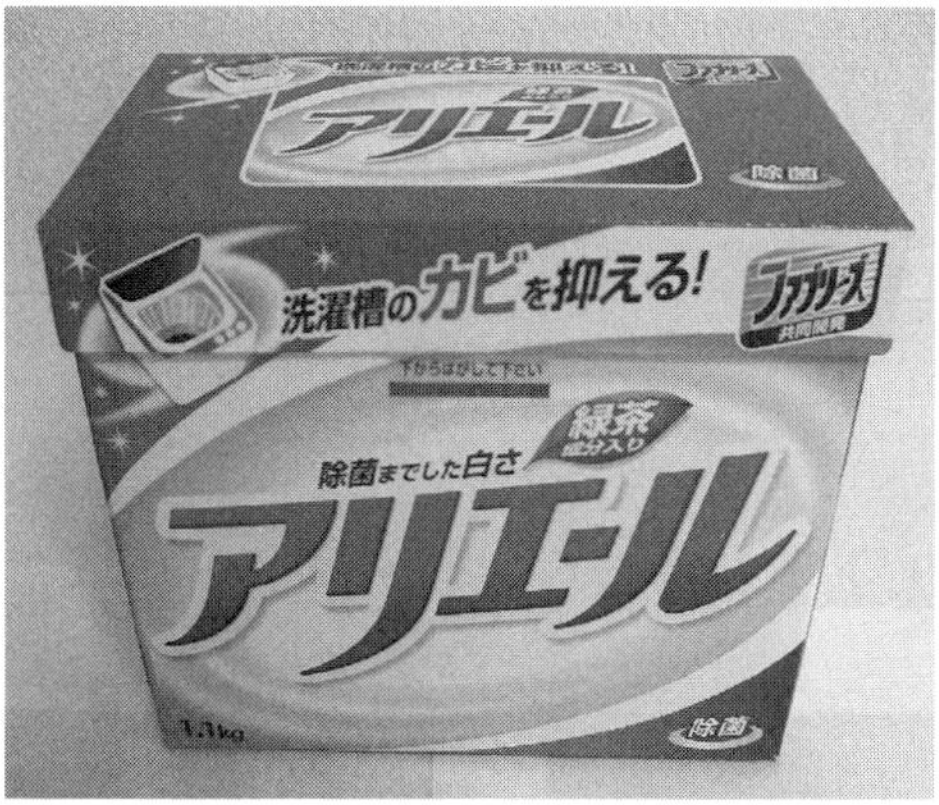

「アリエール」の成分と注意表示

１９７０年代以降、ＬＡＳは多くの洗濯用洗剤に主成分として配合されるようになりました。現在、「アタック」とシェア争いを演じているＰ＆Ｇの「アリエール」の主成分も、ＬＡＳです。その成分は、次の通り。

「界面活性剤（20％：直鎖アルキルベンゼンスルホン酸ナトリウム）、水軟化剤（アルミノけい酸塩）、アルカリ剤（炭酸塩）、工程剤（硫酸塩）、溶解改良剤、再付着防止剤、漂白剤、蛍光増白剤、酵素」。

「アタック」と同様に蛍光増白剤が含まれていることがわかります。これは「アタック」と似たようなものが使われていると見て間違いないでしょう。

「アリエール」にも、ＬＡＳのほか様々な化学物質が含まれているため、いろいろ注意表示があります。

「子供の手の届くところに置かない」「使用後は手をよく水で洗い、お肌のお手入れを」「荒れ性の方や長時間使う場合、また洗剤を歯ブラシなどにつけて洗う時は、炊事用手袋をご使用ください」。

まるで「アタック」を真似ているようです。ＬＡＳなどが手の皮膚を刺激して、かゆみや痛みを感じることがあるので、こうした注意表示が必要なのでしょう。

さらに「応急処置」として、「万一飲み込んだ場合は、水を飲むなどの処置をして、医師に相談してください」「目に入った場合は、こすらずにすぐ水で洗って、医師に相談して下さい」と、これまた「アタック」と瓜二つ。それにしても、よく読むと、なかなか怖い製品であることが分かります。

界面活性剤とは

前にＬＡＳは、代表的な合成界面活性剤であると書きました。では、そもそも界面活性剤とは、何なんでしょうか？

　水を毛でできた布に落とすと、丸い水滴になります。表面張力によって、丸くなっているのです。ところが、合成洗剤や石けんを溶かした水をそこに少し加えると、水滴は丸みを失い、平らになっていきます。表面張力が失われたのです。つまり、界面活性剤の一つの特徴は、水の表面張力を失わせる作用があるということです。

図1　界面活性剤の基本構造

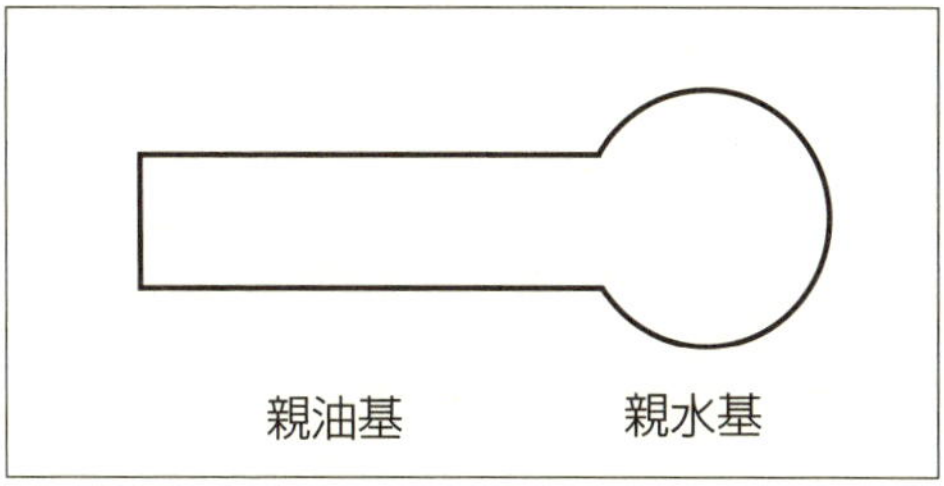

　水は表面張力があるがゆえに、繊維の中にしみこむことがなかなかできません。そのため、繊維についた汚れをなかなか落とすことができないのです。しかし、界面活性剤を加えると、水の表面張力が失われ、繊維にしみこんでいきます。その結果、汚れを落とすことができるようになるのです。

　界面活性剤を分子的に見ると、図1のようにちょうどマッチ棒のような形をしています。細い部分が「親油基《しんゆき》」といって油と結びつく性質があります。その反対の〝玉〟の部分は「親水基《しんすいき》」といって、水と結びつく性質があります。

　繊維についた汚れの中で、もっとも落ちにくいのは油汚れです。ズボンに機械油がしみこんで染みになってしまうと、水で洗ってもなかなか落ちません。ところが、界面活性剤を溶かした水で洗うと、油汚

図2　油汚れをとるメカニズム

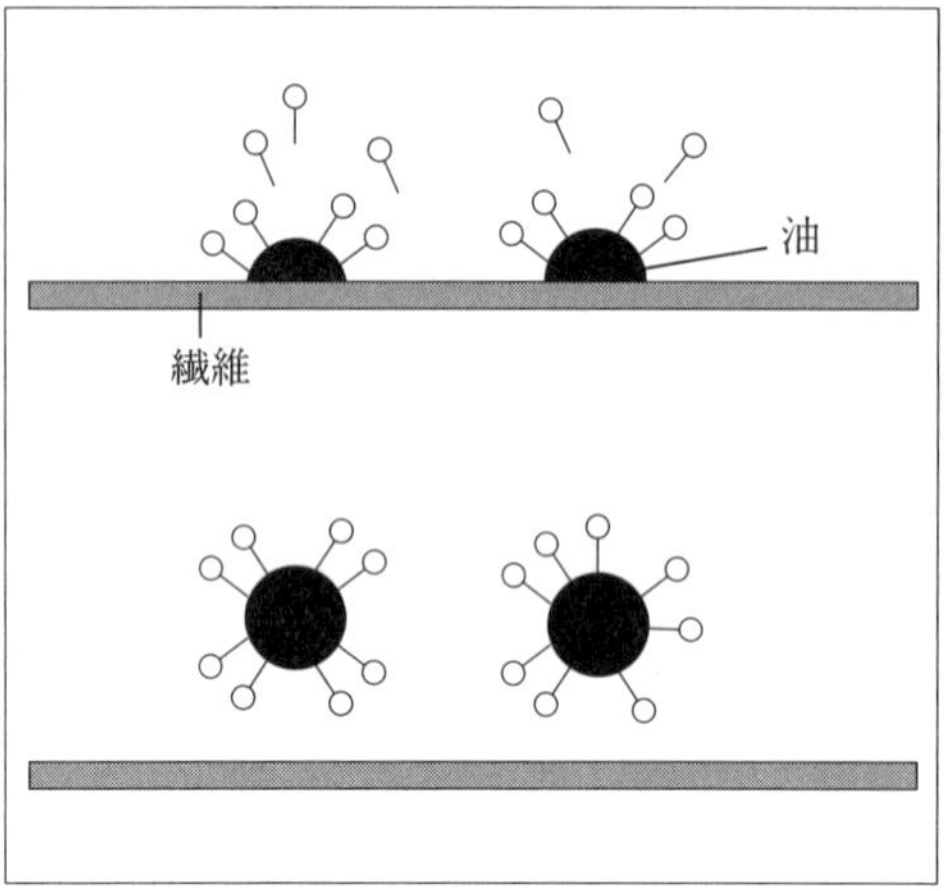

れを落とすことができます。それは、図2のようなメカニズムによるのです。

まず水の表面張力が低下して、汚れの付いた繊維にしみこんでいきます。そして、マッチ棒の形をした界面活性剤の〝棒〟の先の部分、つまり親油基が繊維に付着した油汚れに結びつき、それを取り囲んではがれやすくします。

次に、洗濯機で水を攪拌させると、界面活性剤の親水基が水の分子に引っ張られるような状態になります。その結果、汚れを囲い込んだ界面活性剤が水に引っ張られて、繊維から油汚れを引き離してきれいにするというわけです。

石けんの歴史は古い

石けん（脂肪酸ナトリウム）も界面活性剤の一種です。汚れを落とすメカニズムは、石けんも合成界面活性剤も変わりがありません。では、石けんと合成界面活性剤は何が違っているのでしょうか？

石けんの歴史はひじょうに古く、古代バビロニア時代（紀元前３０００年）からすでに使われていたといわれます。その化学構造はきわめて簡単で、そして自然に近いものです。

石けんは簡単にいうと、脂肪を構成する成分の「脂肪酸」とナトリウム（Na）またはカリウム（K）が結合したものです。それで、脂肪酸ナトリウム、あるいは脂肪酸カリウム（カリ石けん）というのです。

ナトリウムは食塩を構成する成分で、体にとって不可欠なものです。脂肪酸は脂肪の構成成分。それらが結合したのが脂肪酸ナトリウム、いわゆる石けんですから、誰が見ても「それほど危険性はないんじゃないの?」と思うはずです。実際、危険性は少ないのです。誤って人間が食べてしまっても、それほど害になることはありません。

また、脂肪酸ナトリウムは、魚に対する毒性も弱く、合成界面活性剤では魚が半数死んでしまう濃度の一五倍以上の濃度の水溶液でも、魚が同様に死ぬことはありません。さらに、河川に生息する藻類や微生物に対しても毒性は低いのです。むしろ分解されて、水中の生物の栄養源になります。

図3　石けん（脂肪酸ナトリウム）

$CH_3-CH_2-CH_2\cdots\cdots-COONa$

（$CH_3-CH_2-CH_2\cdots\cdots$：親油基、$-COONa$：親水基）

脂肪酸ナトリウムは、図3のような化学式をしています。Cは炭素、Hは水素、Oは酸素、Naはナトリウムです。先ほどのマッチ棒を思い出してください。$CH_3-CH_2-CH_2$……の部分が棒の部分、すなわち親油基です。そして、CO

ONaの部分が頭の部分、すなわち親水基になります。

LASの化学構造

LAS（直鎖アルキルベンゼンスルホン酸Na）はどんな化学構造をしているのでしょう？ 図4がその化学式です。

図4　LAS

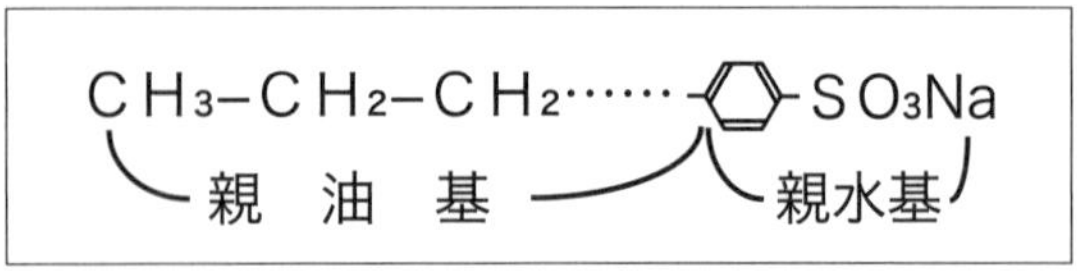

CH_3-CH_2-CH_2……は脂肪酸ナトリウムと同じで、これが親油基です。ところが、親水基はずいぶん違っています。Sは硫黄です。そして、いわゆる亀の甲、すなわちベンゼン核が結びついています。

このCH_3-CH_2-CH_2……の連なりを、「アルキル」といいます。真直ぐに連なっているので、「直鎖アルキル」です。そして、亀の甲は「ベンゼン」。SO_3Naは、「スルホン酸ナトリウム」。それで、それらが連なって、直鎖アルキルベンゼンスルホン酸ナトリウムとなるのです。

LASは、石油から取り出されたパラフィンに、ベンゼンや硫黄化合物を反応させて化学合成されています。

LASは水に溶けると、Naがプラスイオンになって離れ、マッチ棒の「頭の部分」＝親水基は、マイナスイオンになります。このように〝頭〟の部分がマイナスになる場合、陰イオン界面活性剤といいます。現在使われている合成界面活性剤の多くは、陰イオン界面活性剤です。

要注意のベンゼン

ＬＡＳには、一個のベンゼン核がありますが、実はこれが曲者《くせもの》なのです。ベンゼン核単独、すなわちベンゼンは人間にがんを起こす発がん物質なのです。これは、ベンゼンをたくさん使っていた靴製造の従業員が白血病を起こしたことから明らかになっています。

ベンゼンが人間の骨髄に作用して、その結果白血病が起こるらしいことは19世紀末から知られていました。１９２８年には、フランスの研究者がそのことを始めて報告し、その後、靴製造の盛んなイタリアで白血病の患者がたくさん発生していることがわかりました。

靴を製造する工場では、革の接着にニカワが使われますが、その際の空気中のベンゼンの濃度は２００〜５００ｐｐｍ（ｐｐｍは１００万分の1を表す濃度の単位）と高く、そこの従業員たちが白血病になる割合は、通常の人たちよりも20倍も高かったのです。この当時は、ニカワの溶剤としてベンゼンが使われていたのです。

イタリアでは、１９６３年以降は、ニカワやインクなどの溶剤としてベンゼンを使うことは法律で禁止されました。

ベンゼン核が一つ、あるいは二つからできている化学物質には毒性の強いものが多いのです。例えば猛毒物質として恐れられているダイオキシンは、ベンゼン核二つと酸素と塩素からできています。

農薬として使われていて、発がん性があり、環境汚染をひきおこすという理由で使用が禁止されたＤＤＴも、ベンゼン核二つと塩素などからできています。ＤＤＴは、内分泌撹乱化学物質（環境ホルモン）の疑いがあります。

このほか、カネミ油症の原因であるＰＣＢ（ポリ塩化ビフェニル）もベンゼン核二つに塩素が結合したものです。

フェノールという化学物質は、プラスチックの一種のフェノール樹脂の原料のほか、香料や染料などの製造に使われていますが、動物実験で発がん性が示されていて、人間が摂取すると、中毒症状を起こします。フェノールは、ベンゼン核一つに水酸基（－ＯＨ）が結合したものです。

以上のように、ベンゼン核そのものに発がん性があり、それが一つ、あるいは二つからなる化学物質は毒性の強いものが多いので、要注意なのです。

ＬＡＳの催奇形性は？

ＬＡＳはベンゼン核を一つ持っていて、さらに硫黄（Ｓ）も含んでいます。硫黄を含んだ化学物質も、硫酸や亜硫酸ガス（二酸化硫黄）など、毒性の強いものが少なくありません。そのため、ＬＡＳの安全性に疑いを持っていた研究者は多かったのです。その一人が、三重大学医学部の三上美樹教授でした。

１９６９年、三上教授は、「合成洗剤が先天性異常を引き起こす」――というショッキングな発表を行ないました。ＡＢＳがメダカやマウス（ハツカネズミ）に先天性異常を引き起こすことが実験で確認されたというのです。また、ＬＡＳについても、皮膚から吸収されて、肝臓障害を起こすという発表を行ないました。

これは社会的な問題になり、「本当に合成洗剤が先天性異常を起こすのかどうか、きちんと検証しよう」ということになって、ＡＢＳに代わって使われるようになっていたＬＡＳについて、催奇形性があるかどうか、京都大学、広島大学、名古屋大学、三重大学が同時に実験を行ないました。

実験の方法は、ＬＡＳの20・5％、5％、1％溶液を作り、それを妊娠したラットに塗り続けて、胎児や母体にどのような影響が現われるか、観察するというものでした。

今も疑いは晴れない

その結果、三重大学の実験では、さまざまな障害が認められました。まず20・5％のＬＡＳを塗ったラットでは、妊娠する割合が減り、また、妊娠しても胎児が途中で死亡する割合が高かったのです。さらに生まれた子どもの体重が少なくなっていました。

さらに、胸骨と肋骨《ろっこつ》の骨に異常が見られました。胸骨の異常は、5％と1％の薄い溶液を塗った場合でも見られました。そこで三重大学では、「ＬＡＳに催奇形性がある」という結論を出しました。

ところが、そのほかの三大学では、このような異常は確認されませんでした。生まれた子どもの体重が少ないことや肋骨が未発達なことは、名古屋大学や京都大学でも観察されましたが、それがＬＡＳの直接的な影響によるものなのか、母ラットが皮膚障害を起こして食欲を失い、そのために胎児の発育が悪くなったのか判断できないということで、うやむやになってしまいました。

結局、四大学のまとめとしては、「ＬＡＳに催奇形性はない」ということで決着がつけられてしまったのです（旧・科学技術庁発行『合成洗剤に関する研究成果報告書』１９７８年より）。

しかし、三重大学の実験では明らかに催奇形性が見られています。それが完全に無視された格好で結論が出されていますが、これが本当に正しい結論だったのか、今でも疑いを持たざるをえないのです。

「アタック」のもう一つの界面活性剤

「アタック」には、ＬＡＳのほかにポリオキシエチレンアルキルエーテルという合成界面活性剤も配合されています。これは、略してＰＯＥＲまたはＡＥといわれています。

図５がその化学式です。$CH_3-CH_2-CH_2$……が親油基で、$O(CH_2CH_2O)_nH$が親水基です。ｎは９～10で、(CH_3CH_2O)が９～10個連なっているという意味です。

ＰＯＥＲは水に溶けてもイオン化しないため、非イオン界面活性剤といわれます。今、非イオン界面活性剤は、陰イオン界面活性剤と同様にもっともよく使われている合成界面活性剤です。合わせて国内で生産される合成界面活性剤の約9割を占めています。

図5　POER

$$CH_3-CH_2-CH_2\cdots-O(CH_2CH_2O)_n-H$$

親油基　親水基

ＰＯＥＲは分解されにくいため、河川や湖沼に流れ込んだ場合、魚などへの影響が大きいのです。実際にこんな事件が起こりました。１９８３年、横浜市戸塚区の団地内を流れる川でコイが大量に死んでいるのが発見されました。そこで、市の公害研究所（当時）がその原因調査に乗り出し、川の水を調べたところ、ＰＯＥＲが19ｐｐｍの濃度で検出されました。

コイが死亡する原因は、ＰＯＥＲ以外に考えられなかったため、ＰＯＥＲの19ｐｐｍの水溶液を作って、その中にコイを入れる実験が行なわれました。すると、なんと二分以内に死んでしまったのです。エラの病理変化が団地内で死んだコイと同じであったため、団地内の川でコイが死亡した原因は、ＰＯＥＲと断定されました。

「アタック」のその他の成分

このほか、「アタック」には、水軟化剤（アルミノけい酸塩）、アルカリ剤（炭酸塩）、工程剤（硫酸塩）、分散剤、酵素が含まれています。これらは、どんなものなのでしょうか？

・水軟化剤

水が硬水、すなわちカルシウムやマグネシウムなどの金属が多いと、衣類を洗濯する際に汚れが落ちにくくなります。そこで、カルシウムやマグネシウムなどを取り込んで、硬度を下げて、洗浄力の低下を防ぎます。アルミノけい酸塩が使われています。

・アルカリ剤

洗濯液をアルカリ性に保つことで、繊維に付着した汚れを落としやすいようにします。炭酸塩やけい酸塩などが使われています。

・工程剤

洗剤を製造する過程で、機械設備への付着防止などの目的で、微量配合されているものです。粉末洗剤が固まるのを防ぐ働きもあります。硫酸塩が使われています。

・分散剤

洗濯の際に一度衣類から取れた汚れが、再び衣類に付着するのを防ぎます。ポリアクリル酸ナトリウム、カルボキシメチルセルロースなどが使われています。

・酵素

触媒作用によって、汚れを落としやすくします。セルラーゼ（セルロース分解酵素）、プロテアーゼ（タンパク質分解酵素）、リパーゼ（脂肪分解酵素）が使われています。

「アリエール」のその他の成分

「アリエール」の場合、LASのほかに、「アタック」と同様に水軟化剤、アルカリ剤、酵素などが使われています。つまり、「アリエール」も「アタック」も成分はそれほど変わりがないのです。多少違う点は、「アリエール」にはさらに漂白剤が入っていることです。これは、化学反応によって汚れを分解し、繊維を白くするものです。

漂白剤ですぐ頭に浮かぶのは、花王の「ハイター」です（3章参照）。主成分は、次亜塩素酸ナトリウムです。衣類を漂白するとともに、殺菌もしますが、毒性が強く、吸い込んだり、目に入るとひじょうに危険です。しかし、これは液体なので「アリエール」には使われていません。

「アリエール」に使われているのは、おそらく過炭酸ナトリウムでしょう。これは、単独でも漂白剤として売られています。

過炭酸ナトリウムは水に溶けると、炭酸ナトリウムと過酸化水素となり、過酸化水素が活性酸素を遊離し、その力によって漂白します。毒性は弱いのですが、漂白力もそれほど強くありません。

どんな漂白剤でも、衣類の色素を分解して、色を落としてしまう可能性があります。そのため、「アリエール」には、「色落ちに関する注意書きがある衣類は、洗う前に色落ちテストをしてください。（濃い目の洗剤液を目立たないところにつけて5分ほどおき、色変わりや白い布でこすって色移りしたら、洗わないでください）」という表示があります。色の落ちやすい服を洗う際には、注意が必要です。

「新液体アタック」の成分

「アタック」といえば、長らく四角い箱に入った粉末タイプが定番になっていましたが、近頃では液体タイプの製品も盛んに宣伝されて売られています。「液体アタック」の成分は、「界面活性剤（44％、ポリオキシエチレンアルキルエーテル）、安定化剤、分散剤、アルカリ剤、pH調整剤、酵素」です。

ここで気が付くのは、直鎖アルキルベンゼンスルホン酸ナトリウム（ＬＡＳ）が入っていないことです。ただし、ポリオキシエチレンアルキルエーテル（ＰＯＥＲ）が44％も配合されています。これがそのまま河川に流れ込めば、魚などへの影響がかなり大きいと考えられます。

安定化剤は、液体洗剤が凍ったり、成分が析出したり、分離するのを防ぐためのものです。エチルアルコール、低級アルキルベンゼンスルホン酸塩、硫酸塩などが使われています。pH調整剤は、酸性やアルカリ性の度合いを調整するものです。この製品には、蛍光増白剤は使われていません。

「液体アタック」はすでに生産を終了し、今は「アタック　バイオジェル」という製品が売られています。今流行のゲル状タイプで、「液体アタック」に比べて、ドロッとしています。成分は、「界面活性剤［37％、ポリオキシエチレンアルキルエーテル、直鎖アルキルベンゼン系］、安定化剤、アルカリ剤、pH調整剤、分散剤、酵素、蛍光増白剤」です。

直鎖アルキルベンゼン系とは、LASのことです。ほかの成分は、粉末や液体タイプと同じようなものです。

「アタック」や「アリエール」の肌への影響

「アタック」や「アリエール」、あるいはそれらと同じようにLASやPOER、蛍光増白剤などを配合したほかの洗濯用洗剤を使っていると、体にどんな影響がおよぶのでしょうか？

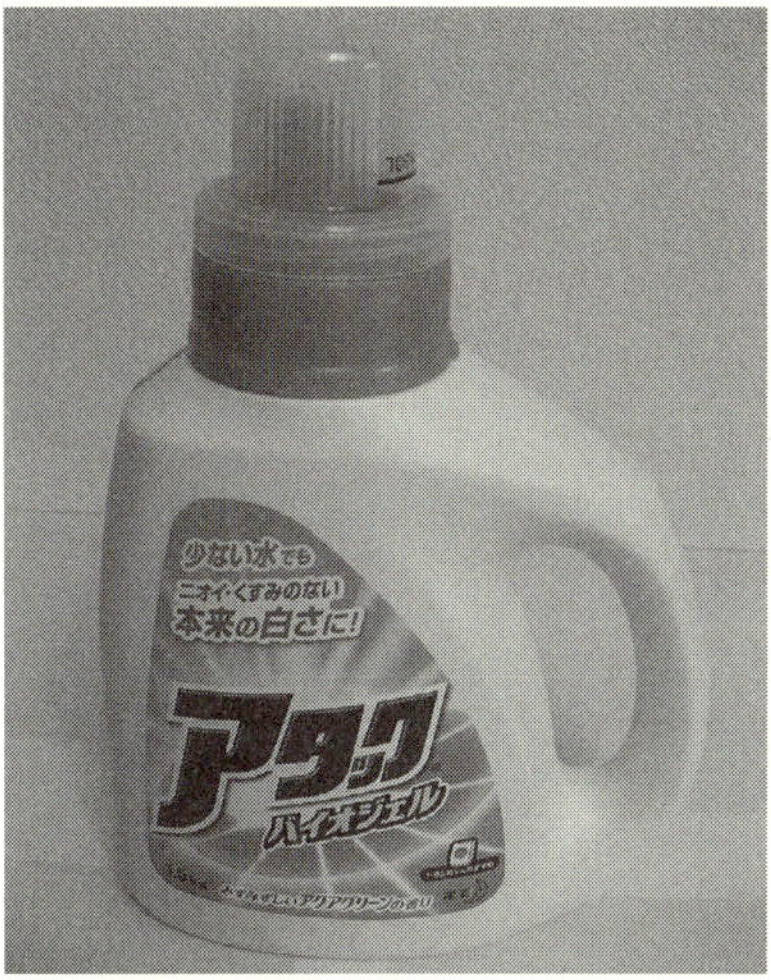

洗濯の際には必ずすすぎを行ないますが、洗剤に含まれる化学物質が衣類の繊維から完全に取り除かれるわけではなく、多少は繊維に残留します。蛍光増白剤は繊維に残るからこそ、青い光を発して「シャツを白く染める」のです。それから洗剤に含まれる香料も確実に残留します。だからこそ、香りをつけられるのです。

最近、住宅地を歩いていると、香料と合成界面活性剤の混じったような嫌《いや》なにおいをよく感じます。見回すと、ベランダなどに洗濯物が干してあります。それに残留した成分が漂ってくるのです。

また、街を歩いていても、同様なにおいを感じます。歩いている人の衣服に、洗剤の成分が残留していて、それがにおうのです。

こうした繊維に残留した化学物質は、当然ながら皮膚を刺激することになります。「市販の合成洗剤を使うと、子供のアトピー性皮膚炎が悪化する」というお母さんの声を何度か聞いたことがあります。

アレルギーというのは、一種の防御反応であり、また警告反応なのです。その一例は、ジンマシンです。自分の体に合わない、うまく処理できない食べ物や有害な化学物資が体に入ってきた場合、体は皮膚に赤い斑点などを起こして、その〝異常〟を知らせます。それが、ジンマシンです。

アトピー性皮膚炎も、皮膚が毒性のある化学物質に接触したため、それを知らせようと体が反応しているのかもしれません。

アレルギーという防御反応

人間の体は、アレルギーを起こすことで、化学物質の害から体を守ろうとします。その典型はゼンソクです。これは私自身がゼンソクになった体験からも自信を持っていえます。

ゼンソクの原因の一つは、自動車の排気ガスです。環七ゼンソク、環八ゼンソクという言葉を聞いたことがあると思います。交通量の多い道路の近くに住んでいる子供などがゼンソクになりやすいのです。

自動車の排気ガス中には、窒素酸化物や硫黄酸化物、炭化水素など有害な化学物質がいくつも含まれています。とくにディーゼル車の排気ガス中には、発がん性のある炭素微粒子が含まれています。

それを毎日吸い込んでいると、肺胞にそうした有害化学物質が溜まっていきます。それが長期間続けば、肺の細胞ががん化して、肺がんになる可能性があります。

これは体にとって一大事です。そこで、体は自己を守ろうとします。つまり、気管支や肺に付着した化学物質を外に排出しようとするのです。その結果、咳が続けざまに出るのです。これがゼンソクです。

私は、以前国道16号線沿いに住んでいて、ゼンソクになりました。その道路は、ものすごくトラックの量が多く、黒い排気ガスをもくもくと吐き出しながら走っていました。それを吸い込んでいたため、ゼンソクになってしまったのです。

アトピー性皮膚炎やジンマシンなどの皮膚アレルギーも、合成洗剤に含まれる化学物質が皮膚に付着して、皮膚の細胞がそれに対して拒否反応を示すことで、炎症が起こるのかもしれません。

家族の中に皮膚アレルギーの人がいて悩んでいる場合は、ぜひ合成洗剤の使用を止めて、無添加の石けんを使ってみて下さい。

合成界面活性剤の環境影響

ＬＡＳやＰＯＥＲなどの合成界面活性剤が、河川や湖沼に垂れ流された場合、そこに生息する魚やプランクトン、バクテリア（細菌）、水生植物などに大きな影響をおよぼします。場合によっては、生き物がほとんどいない「死の川」「死の湖沼」になってしまうこともあります。

今も、全国の多くの地域で、合成界面活性剤が混じった家庭廃水が河川に垂れ流されています。日本の下水道普及率（下水道利用人口÷総人口）は、69・3％（２００６年3月31日現在）であり、まだ普及していない地域が多いからです。

図6は、各都道府県の下水道普及率です。東京都や神奈川県、大阪府など大都市のある自治体は普及率が高くなっていますが、地方の県は全体的に低いことがわかります。徳島はわずか12％、和歌山も14％にすぎず、50％以下の県が15、60％以下の県が11もあるのです。

また、下水道の普及率が高い都道府県でも、普及しているのは人口の多い都市部で、農村部では普及は進んでいません。

下水道が普及していない地域で、しかも合併浄化槽が設置されていない家庭で「アタック」「アリエール」などが使われた場合、ＬＡＳやＰＯＥＲなどの化学物質がそのまま河川に流れ込むことになります。そうなった場合、川の中に生息しているたくさんの種類の生物がダメージを受けることになるのです。

図6　下水道処理人口普及率

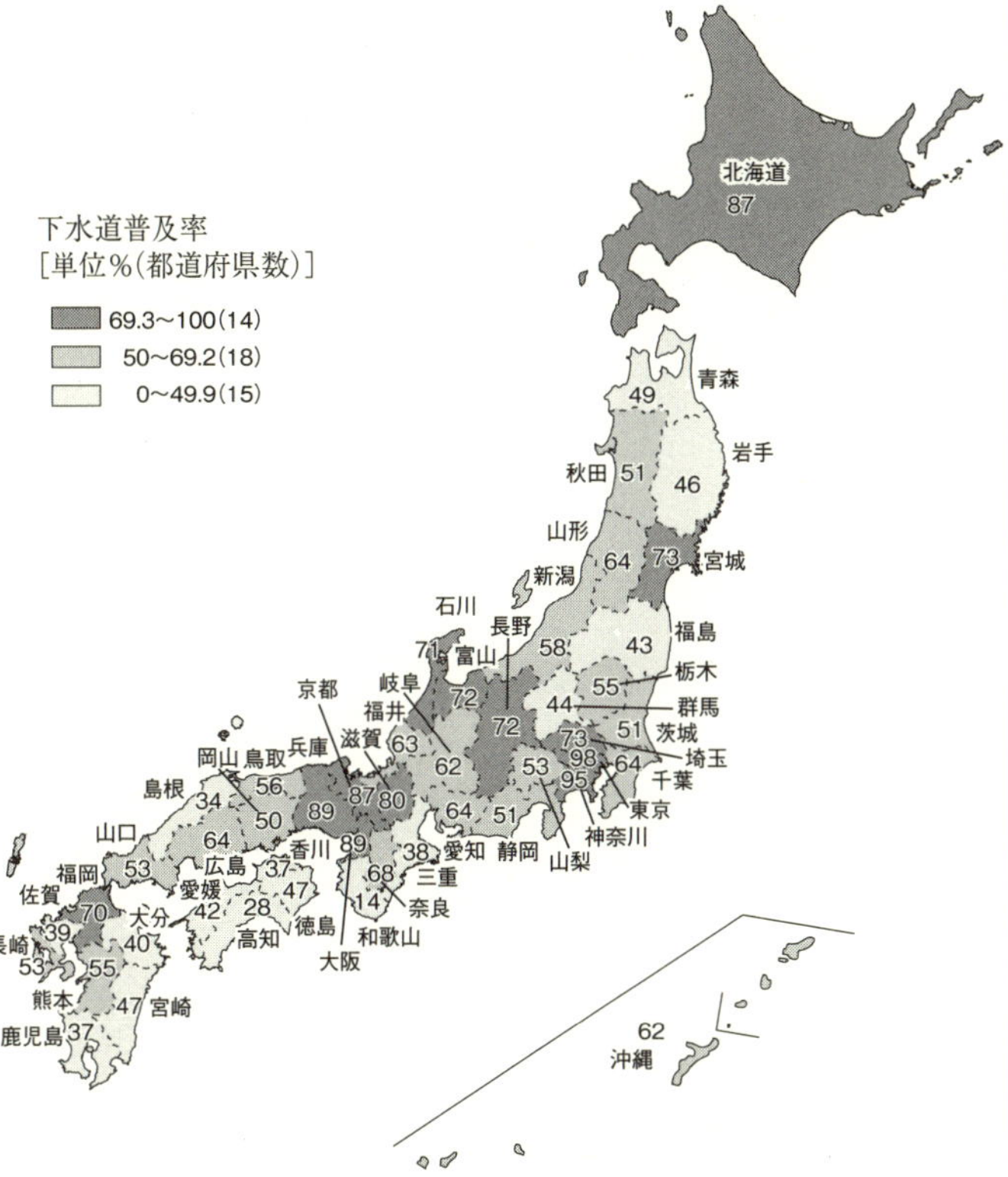

地図の普及率は小数点第1位を四捨五入したもの

財団法人·日本下水道協会のホームページより

河川を汚染する合成洗剤

実際にこうしたことは、今も全国各地で起こっているのです。実は、私の身近でも起こっています。

私は千葉県内の小さな町に住んでいます。周辺には水田が広がっていて、農家が点在しているのですが、その家からは、合成洗剤を含んだ家庭廃水がそのまま細い川に流れ込んでいます。そのため、廃水口周辺の水は白っぽく濁り、合成洗剤の臭いと腐敗臭が漂い、底の泥もドス黒く汚い状態になっています。この付近では魚の姿は見当たりません。おそらく魚が棲めないような状況になっているのでしょう（左の写真）。

こうした汚染された細い川が、広い河川や湖沼に何本も流れ込んで、結果的に広い河川や湖沼を汚染しているのです。こうしたことが、下水道の普及していない全国各地で今も起こっているのです。

最近は、合併浄化槽が徐々に普及し始めていて、下水道のない地域でも、家庭廃水がいったん合併浄化槽で処理されてから、河川に流されるようになりました。しかし、合併浄化槽で合成洗剤が十分に分解されるのかは、疑問が残るところです。

こうした合成界面活性剤による汚染は、冬場にひどくなります。水温が低いと、ひじょうに分解しにくくなるからです。冬季の水温に相当する10℃では、ＬＡＳは９日目でも約20％しか分解されなかったというデータがあります。これは、多摩川の河川水を使って合成界面活性剤がどの程度分解するかを調べた実験結果です。

つまり、冬場にＬＡＳが河川に垂れ流された場合、９日たってもＬＡＳの約80％は分解されずに残ってしまうということです。

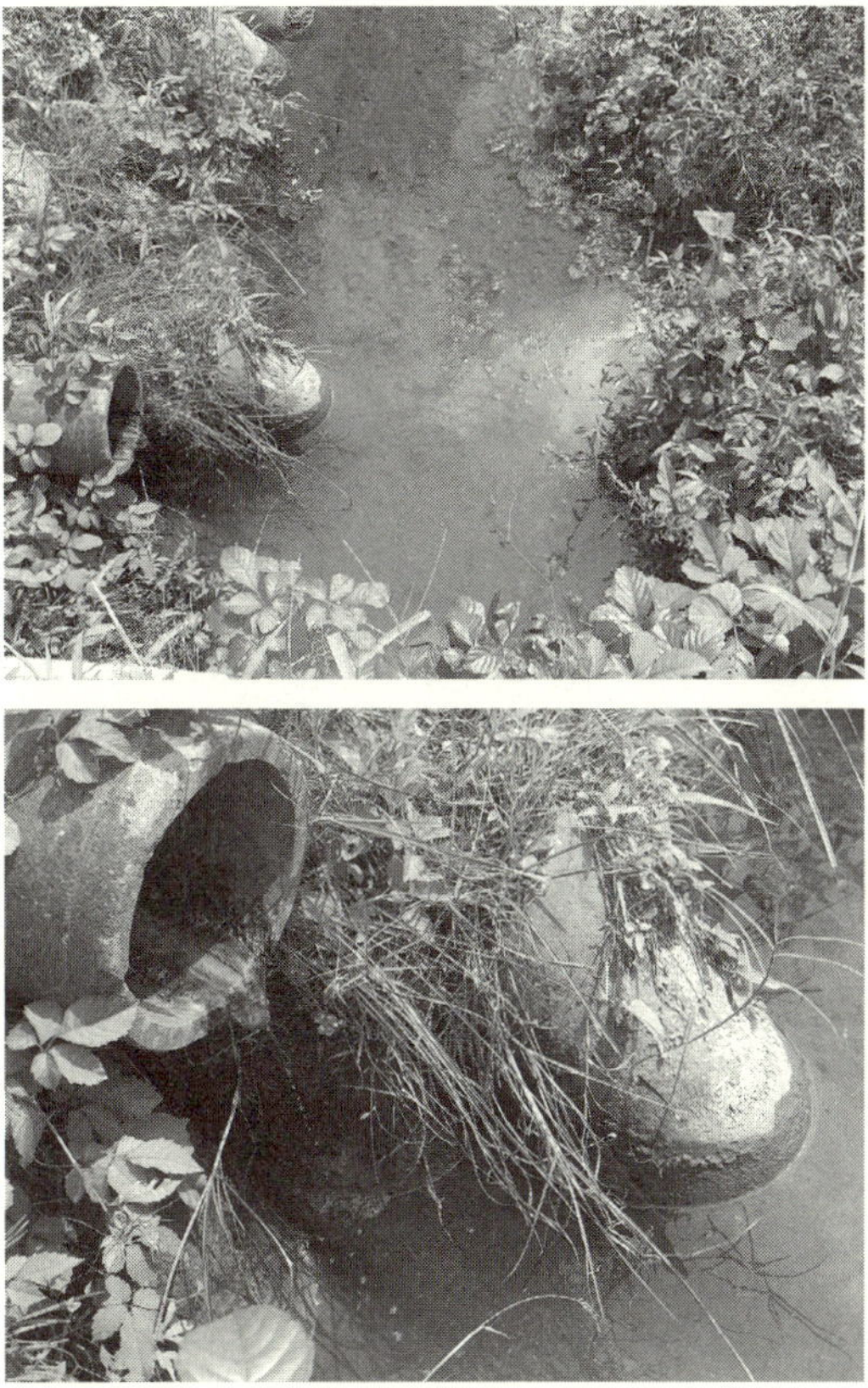

上：家の近くの水田の中を流れる小川。すぐ左に一軒家がある。その家の廃水が、左の丸いコンクリート管からそのまま川に。管の周辺の水は、洗剤によって白くにごり、香料と合成界面活性剤などの混じった臭いと腐敗臭が漂っている。水際の土はドス黒く、魚の姿は見当たらない。
下：コンクリート管の拡大写真。廃水がチョロチョロ流れ落ち、泡立っていて、周辺は白くにごっている。

ＬＡＳが魚を減らす

河川に残留した合成界面活性剤は、魚に影響して、その数を減らしてしまいます。

ＬＡＳの魚に対する96時間後の半数致死濃度（ＬＣ50）は、淡水魚のヤマメが４・４㎎／リットル、コイが４・４㎎／リットル、海水魚のボラが１・３㎎／リットルです。

ＰＯＥＲの場合、同じ順に２・２㎎／リットル、１・５㎎／リットル、２・９㎎／リットルであり、淡水魚ではＬＡＳの二倍以上の毒性を示しています（淑徳大学国際コミュニケーション学部・若林明子教授の実験データ）。

㎎／リットルは、ｐｐｍとほぼ同じです。ｐｐｍは１００万分の1を表す濃度の単位で、１ｐｐｍは、０・０００１％という低濃度です。ＬＡＳやＰＯＥＲの場合、こうした低濃度レベルでも魚が容易に死んでしまうわけです。

魚ばかりではありません。ＬＡＳは河川や湖沼に生息するあらゆる生き物に影響をおよぼします。

魚のえさとなる動物プランクトンの場合、ＬＡＳの濃度が０・１ｐｐｍでふ化率が減少し、10ｐｐｍではなんと０％、すなわちまったくふ化しなくなってしまうのです。

植物プランクトンも、ＬＡＳが０・１ｐｐｍの場合、光合成が阻害されて、０・０１ｐｐｍでも増殖が阻害されます。

また、河川や湖沼の有機物は、微生物によって分解されて浄化されますが、ＬＡＳは微生物にも影響をおよぼします。ブドウ球菌や枯草菌の場合、ＬＡＳの濃度が50～１００ｐｐｍで発育が阻止されてしまいます。

つまり、ＬＡＳが河川や湖沼に流れ込めば、微生物も減ってしまうことになるのです。その結果、有機物は分解されず、汚染が進むことになるのです。

蛍光増白剤による環境汚染

「アタック」や「アリエール」などには、合成界面活性剤のほか、蛍光増白剤やその他の助剤がいくつも配合されています。それらによる河川の汚染も懸念されます。

蛍光増白剤が河川を汚染していることは、龍谷大学大学院の研究グループが行なった調査で明らかになっています。

同グループでは、２００４年に淀川水系の宇治川、桂川、木津川、淀川の各調査地点で水を汲み上げ、それらの水に「ＤＳＢｐ」と「ＤＡＳ１」という代表的な二種類の蛍光増白剤が、どの程度含まれているかを分析しました。その結果、採取した25地点すべての水から、「ＤＳＢｐ」と「ＤＡＳ１」が検出されました。その濃度は、「最低が21ng／リットル、最高が１７４０ng／リットルと、場所によってかなりの違いがあることが分かりました。なお、ｎ（ナノ）は、10億分の1を表します。

最高値だったのは、桂川の「洛西浄化センター下」で汲んだ水でした。これは、同下水処理場の下流直下に当たる地点です。おそらく浄化センターに流れこんだ下水に含まれていた蛍光増白剤が十分分解されずに、センターの排水に濃縮される形で含まれていたためと考えられます。検出量は、ngレベルと微量ですが、蛍光増白剤が河川に残留していることは、間違いない事実なのです。

このほか、水軟化剤、工程剤、分散剤、漂白剤なども、河川に残留している可能性があり、それらが河川に生息する魚やプランクトンなどにどのような影響をあたえているのか、心配されるところです。

汚染ワーストワンとなった沼

家庭廃水によって徹底的に汚染された湖沼があります。千葉県の北部に位置する手賀沼です。手賀沼は、ながらく全国湖沼汚染ワーストワンの汚名をきせられていました。その汚名をやっと返上したのは、２００１年のことです。なぜ、それほど汚染されてしまったのでしょうか？

実は、もともと手賀沼の水はとてもきれいだったのです。昭和20年代には、水が澄んでいて、底が透き通って見え、猟師は漁に出たときには、沼の水をすくって飲んだといいます。

しかし、昭和30年代以降、手賀沼に流れ込む大堀川と大津川の周辺で、急激に宅地開発が進み、生活廃水が流れ込むようになりました。手賀沼に流れ込む汚濁の何と80％近くが生活系廃水だったといいます。

昭和30年代は、合成洗剤が使われるようになった頃です。当然、それらが流れ込んで、魚やプランクトン、微生物、水生植物などが減っていき、水質は悪化していったと考えられます。また、同時にチッソやリンも流れ込んで、富栄養化の状態となり、アオコなどが発生し、汚染はいっそう深刻になりました。

そこで、手賀沼のある我孫子市では、1981年に「我孫子市石けん利用推進対策審議会の設置及び運営に関する条例」(いわゆる石けん条例)を制定して、合成洗剤を石けんに切り替え、石けん利用を勧めてきました。各家庭から廃食油を回収して、それを原料に石けんを作るという独自のシステムも作りました。

また、下水道の普及や利根川から手賀沼に水を引き入れるなどの事業を行ないました。その結果、手賀沼の水質はしだいに改善されていき、汚染ワーストワンの汚名を返上することができたのです。

しかし、まだ下水道の普及していない地方の河川や湖沼では、かつての手賀沼のようなことが今でも起こっているのです。

ドブ川状態の都市河川!

海に近い大都市を流れている河川は、たいてい淀んで濁り、嫌な臭いを放っています。東京の隅田川しかり、荒川しかり、大阪の淀川しかりです。

「春のうらら～の墨田川」と歌われていたくらいですから、昔は隅田川は水の澄んだ美しい川だったのでしょう。ところが、今は両岸がコンクリートで護岸され、いつも水は灰色に濁って淀み、魚の姿は見えず、〝広いドブ川〟状態になっています。

こうした都市部の河川は、たとえ上流はきれいでも、途中で家庭廃水がそのまま流れ込んだ小さい川が次々と合流したり、さらに下水処理場の廃水が流れ込んで、徐々に汚染が加速され、こうした川になってしまうのでしょう。

結局、汚染が、河川の浄化能力を上回っているのです。その大きな原因は、河川に流れ込んでいる合成界面活性剤と考えられます。それが、魚やプランクトン、微生物、水生植物などを減らし、浄化能力を低下させているのです。

下水道の普及している地域では、家庭廃水は下水道を通って下水処理場に流れ込み、そこでいったん処理されます。しかし、合成界面活性剤などの化学物質が完全に分解されるのかは、疑問が残るところです。前の龍谷大学大学院の調査では、蛍光増白剤が下水処理場近くの川の水に最も多く含まれていることが分かっています。つまり、洗剤中の化学物質が十分分解されずに、川に流されているのです。

また、住宅地では簡易型の小さな下水処理場もあって、そうした能力の低い処理場で、どれだけ家庭廃水に含まれる合成界面活性剤などが分解されているのか、これも疑問が残るところです。

河川の浄化能力を低下させないためには、プランクトンや微生物などに影響をおよぼす化学物質が流れ込まないようにすることが大切です。そのためには、家庭廃水中に含まれる合成界面活性剤や蛍光増白剤などを減らすことが必要なのです。

2章

「部屋干しトップ」は、なぜ部屋干しできるのか

部屋干しする人が増えた

「天気のいい日に、洗濯物を干すと気持ちいい」という人は多いと思います。私もその一人です。昔から洗濯物は、天気のいい日に外で干すというのが常識でした。ところが、最近この常識が崩れ始めました。洗濯物を部屋の中で干す人が増えているのです。夜中に干している人さえいます。

この変化を引き起こした原因はいろいろあります。昼間働いているため外に干すことができない、女性の一人暮らしのため下着などを外に干すことができない、共働きのため昼間外に干すことができない、花粉が洗濯物に付くので外に干すことができない――などなど。

そこで登場したのが、部屋の中でも洗濯物が干せるという洗剤です。その代表が、その名も

「部屋干しトップ」（ライオン）。実に分かりやすいネーミングです。今は、ネーミングで商品が売れるかどうかがかなり決まりますから、その点では、ライオンにとっては自画自賛の商品かもしれません。

この製品は、「生乾きのイヤなにおいを防ぐ」「夜の洗濯にも」「雨の日にも」「花粉対策にも」と、部屋の中で干せることを強調しています。「酵素と除菌成分が汚れと菌に働く」とも。それにしても、「雨の日に」部屋干しして、洗濯物が十分乾くのでしょうか……。

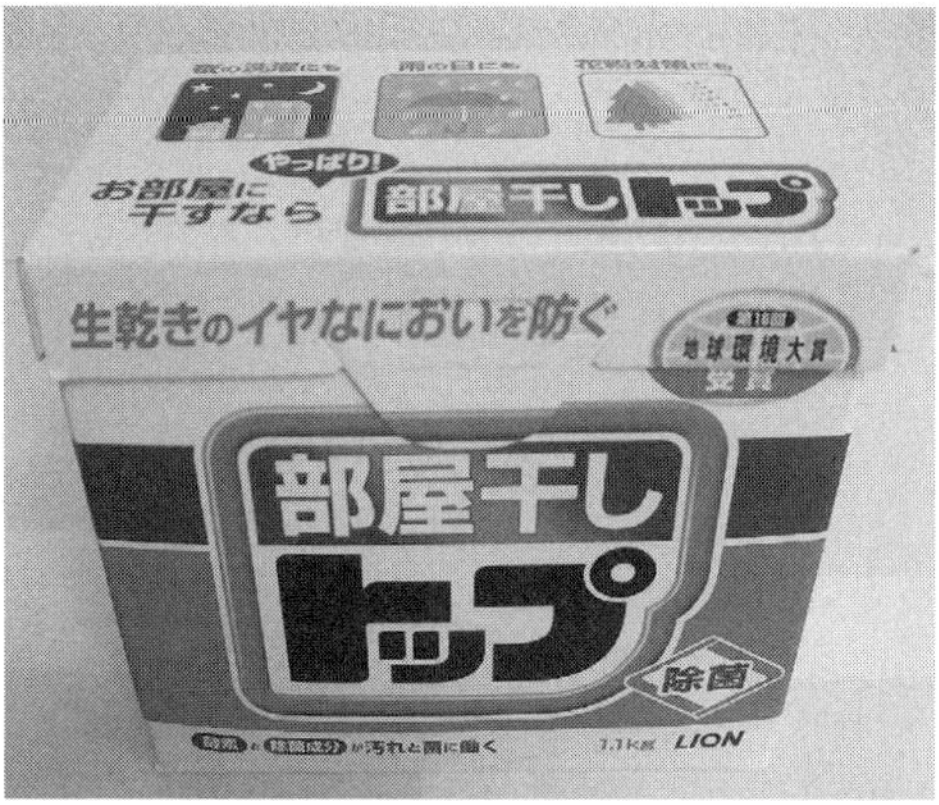

臭わない理由

「部屋干しトップ」には、箱に入った粉末タイプと、液状の「液体部屋干しトップ」があります。「液体部屋干しトップ」の場合、パッケージに「部屋干ししたときの、生乾きのイヤなにおいを防ぎます」と書かれています。どうやら「生乾き」でも、臭わないようです。でも、なんだか不自然に感じます。

私は粉石けんで洗濯をしていますが、部屋干しすると、確かに嫌な臭いが洗濯物に残ってしまいます。汗が腐敗したような、はき古した靴下の臭いのような、とにかく不快な臭いです。これは、洗濯物に残っている有機物を細菌が分解するからです。

ところが、「部屋干しトップ」を使えば、こうした臭いが防げるようです。それは、次のような理由によるといいます。

「洗濯物を部屋に干した時に発生する〝生乾きのイヤなニオイ〟は、洗濯で落としきれずに衣類に残った汚れが、部屋干し時の温度や高湿度条件により化学的に変化したり、菌による作用などで発生します。『部屋干しトップ』は、『ダブル分解酵素(タンパク質分解酵素)』が、衣類のニオイの原因である〝汚れ〟と〝菌〟の両方に作用し、『除菌成分』の働きで菌を効果的に除去します。これにより、部屋干し時の〝生乾きのイヤなニオイ〟の発生を効果的に抑えます」(ライオンのホームページ)

ここでまず興味深いのは、「洗濯で落としきれずに衣類に残った汚れ」という部分。どうやら洗濯用洗剤で洗っても、汚れが残ってしまうようです。これまで「汚れをきれいに落とします」とさんざん宣伝しておきながら、「汚れは残る」と自ら認めているのです。これが事実なのでしょう。

抗菌剤が菌を除去

次に注目したいのは、「除菌成分の働きで菌を効果的に除去します」という部分。つまり、「除菌成分」によって、細菌を取り除くために、残った汚れが分解されず、嫌な臭いが発生しないということなのです。

「ダブル分解酵素」が「汚れ」を分解するから臭わないとも書いていますが、その効果は十分ではないのでしょう。もし十分ならば、臭いの元になるものがなくなるわけですから、除菌成分をわざわざ加える必要はないはずです。

「部屋干しトップ」には、通常の粉末タイプと液状の「液体部屋干しトップ」があります。「液体部屋干しトップ」の成分は、「界面活性剤（39％ポリオキシエチレンアルキルエーテル）、安定化剤、アルカリ剤、抗菌剤、酵素」です。後ろから二番目にある「抗菌剤」が、除菌成分です。

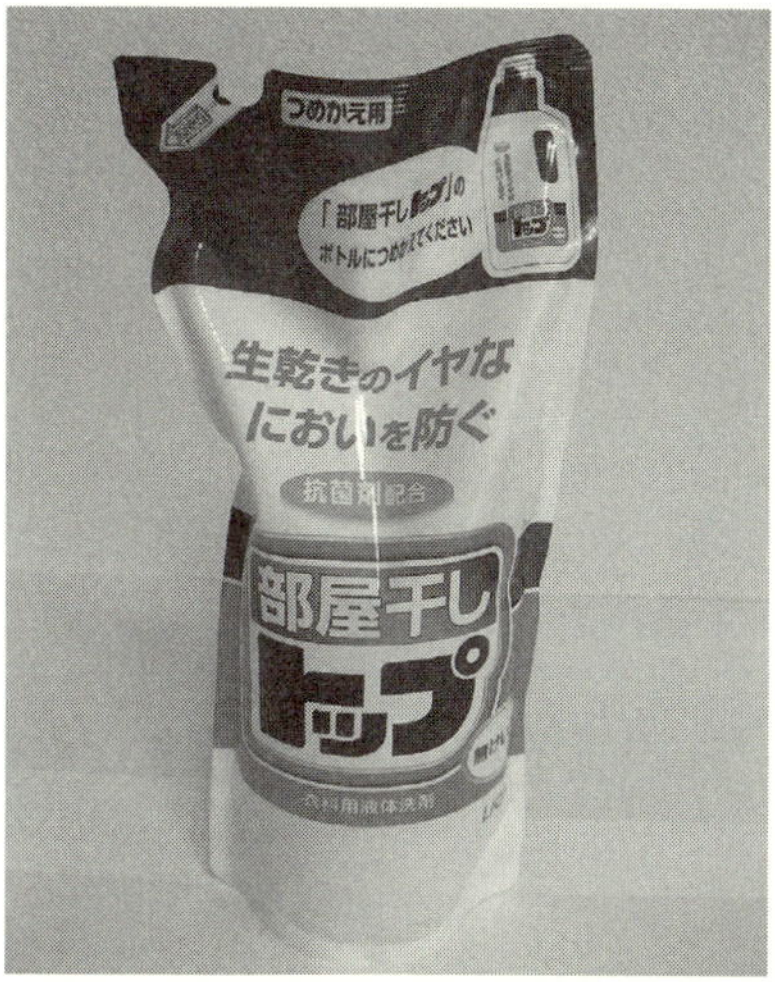

では、抗菌剤とは具体的にどんな物質なのか？　ライオンに聞いてみましたが、「企業秘密」とのことで教えてくれませんでした。

一般に抗菌剤は、①無機系、②有機系、③天然系があります。

無機系は、銀、亜鉛、銅などで、最近よく使われているのは銀。有機系は、塩化ベンザルコニウムやクロルヘキシジンなど。塩化ベンザルコニウムは逆性石けんの成分で、殺菌力が強く、目薬の防腐剤としても使われています。

クロルヘキシジンは、病院などで使われる消毒剤。天然系は、ヒバから抽出したヒノキチオールやカニの甲羅から抽出したキトサンなどです。

抗菌剤の影響は？

「液体部屋干しトップ」に使われているのは、おそらく有機系の抗菌剤でしょう。有機系は、抗菌力が強いからです。これは、除菌・消臭スプレーや抗菌グッズなどにも使われています。

しかし、抗菌とは、細菌が増えるのをおさえるという意味で、何らかの毒性があるということです。部屋干ししても臭わないということは、衣類に毒性のある抗菌剤が残留して、細菌の増殖をおさえているということです。

下着に残留した抗菌剤は、直接肌に触れることになります。また、抗菌剤を吸い込むこともあるでしょう。それの人体への影響が心配になります。

まず皮膚炎を起こさないのか、気になるところです。抗菌剤は、細菌の細胞壁や細胞膜に結合して、膜の機能を異常にしたり、破壊することで細菌を殺します。それが人間の細胞にも作用した場合、炎症を起こす可能性があります。

また、1章でも書きましたが、ＬＡＳと同様にジンマシンなどの皮膚アレルギーを起こす心配もあります。さらに化学物質過敏症も懸念されます。

自分が化学物質過敏症であることをはっきり自覚している人は、おそらく合成洗剤を使うことはないでしょうが、自覚しないで使ってしまうことがあります。その場合、症状が現われてから気付くことになります。

もし、皮膚のかゆみや紅斑、疲れ目、ドライアイ、頭痛、動悸、全身倦怠感などを起こして、その原因が分からない時は、化学物質過敏症を疑ったほうがよいでしょう。

漂白剤で殺菌

粉末タイプの「部屋干しトップ」の場合、成分は、「界面活性剤(24%アルファスルホ脂肪酸エステルナトリウム、純石けん分(脂肪酸ナトリウム)、ポリオキシエチレンアルキルエーテル)、水軟化剤(アルミノけい酸塩)、アルカリ剤(炭酸塩)、溶解促進剤、酵素、蛍光増白剤、漂白剤」です。

「液体部屋干しトップ」とは違って、抗菌剤が含まれていません。では、どうして細菌の増殖をおさえられるのでしょうか? ポイントは、最後の「漂白剤」です。

1章で書いたように、漂白剤は、塩素系と酸素系があります。塩素系は、次亜塩素酸ナトリウムが代表的です。酸素系は、過炭酸ナトリウムが代表的です。

「部屋干しトップ」の場合、酸素系の過炭酸ナトリウムが使われています。それによって除菌も行なっているのです。また、成分のポリオキシエチレンアルキルエーテル(POER)にも、ある程度の除菌作用が期待されるので、それらの力が合わさって、細菌の増殖をおさえていると考えられます。

なお、成分の「アルファスルホ脂肪酸エステルナトリウム」は、合成界面活性剤の一つで、比較的石けんに似ているといわれます。これが使われているのは、大手メーカーの洗剤では、粉末タイプの「部屋干しトップ」や「トップ」のみです。

「アリエール」が部屋干しできる理由

「アリエール」の場合も、「優れた除菌力で部屋干しのニオイを防ぎます」と、部屋干しできることをうたっています。「風呂の残り湯を使ってもしっかり除菌」ともあります。また、洗濯物に汚れや菌が多いときは、洗剤の量を増やすことを勧めています。

成分は、1章で書きましたが、「漂白剤」が配合されています。粉末タイプの「部屋干しトップ」と同様に、これが細菌の増殖をおさえると考えられます。しかし、箱の隅に小さく、こうも書かれています。

「除菌するので、室内干し等によるお洗濯物のイヤなニオイも気にならなくなります。(菌のすべてを取り除くわけではありません。お洗濯物からのイヤなニオイをすべて防ぐわけではありません。)」

部屋干しには、それほど自信がないようです。

「部屋干しトップ」にしても「アリエール」にしても、それで衣類やタオルなどを洗って、部屋の中で干しても臭わないということは、細菌の増殖をおさえる抗菌剤や漂白剤が繊維に付着しているということです。それを着れば、そうした化学物質が肌に触れることになります。

人間にはかなり個人差があって、これらの化学物質に何の反応を示さない人もいると思いますが、中には皮膚がデリケートで、痒くなったり、刺激を受けたり、赤くなったりする人もいます。もし、「部屋干しトップ」や「アリエール」などを使っていて、「肌がかゆい」「皮膚が赤くなった」「カサカサになった」という人は、すぐにそれらの使用をやめて下さい。

3章

柔軟剤が、衣類をスベスベふんわりにする秘密

成分が表示されていない

「肌触りがなめらかになる」「フワフワした感じになる」「水をはじいてくれる」――柔軟剤（柔軟仕上げ剤）を使っている人は、こんな理由からだと思います。しかし、なぜ、柔軟剤を使うと、そんな感じになるのか、不思議に思いませんか？　その秘密は、成分の合成界面活性剤にあったのです。

柔軟剤は、P＆Gの「レノア」、花王の「ハミング」、ライオンの「ソフラン」などが代表的です。その主成分は、陽イオン系の合成界面活性剤です。

「レノア」の場合、「界面活性剤（エステル型ジアルキルアンモニウム塩）、安定化剤」とあります。

ただし、これだけしか表示されていません。

私は、「週刊金曜日」２００７年４月20日号の「新・買ってはいけない」で「レノア」を取り上げ、その際、ほかにどんな成分が含まれているのか、Ｐ＆Ｇのお客様相談室および広報担当者に聞いてみました。しかし、いずれも「具体的な成分名は教えられない」ということでした（この記事は、『新・買ってはいけない５』金曜日刊に収載）。

表示されない理由

「ハミング」も、「界面活性剤（エステルアミド型ジアルキルアミン塩）」とあるだけです。洗濯用

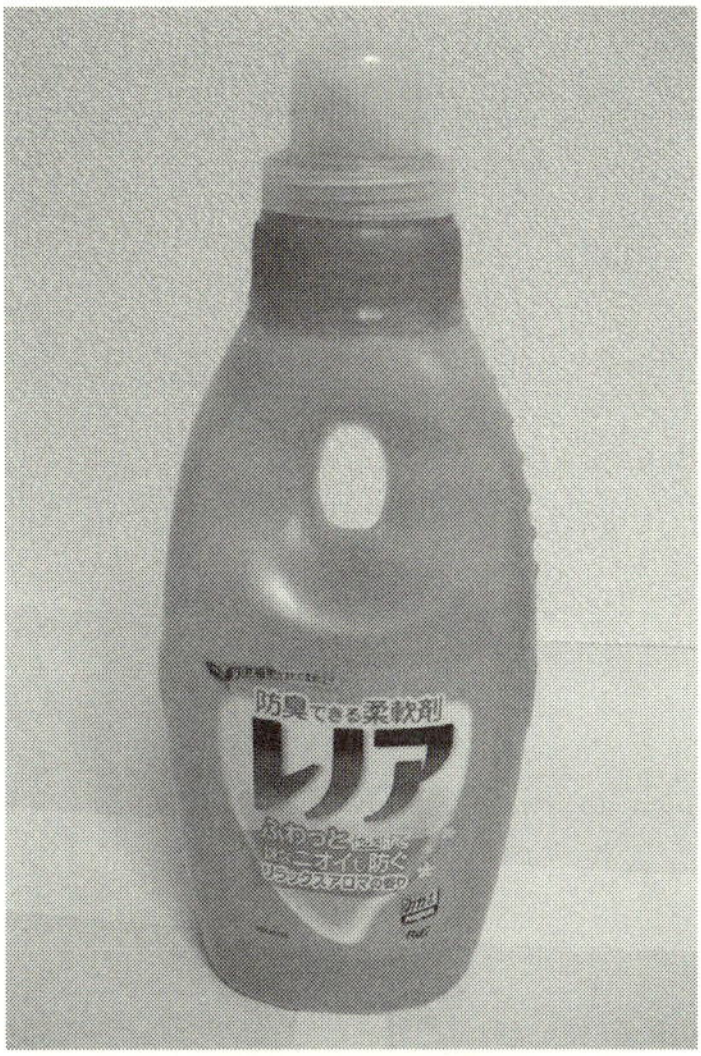

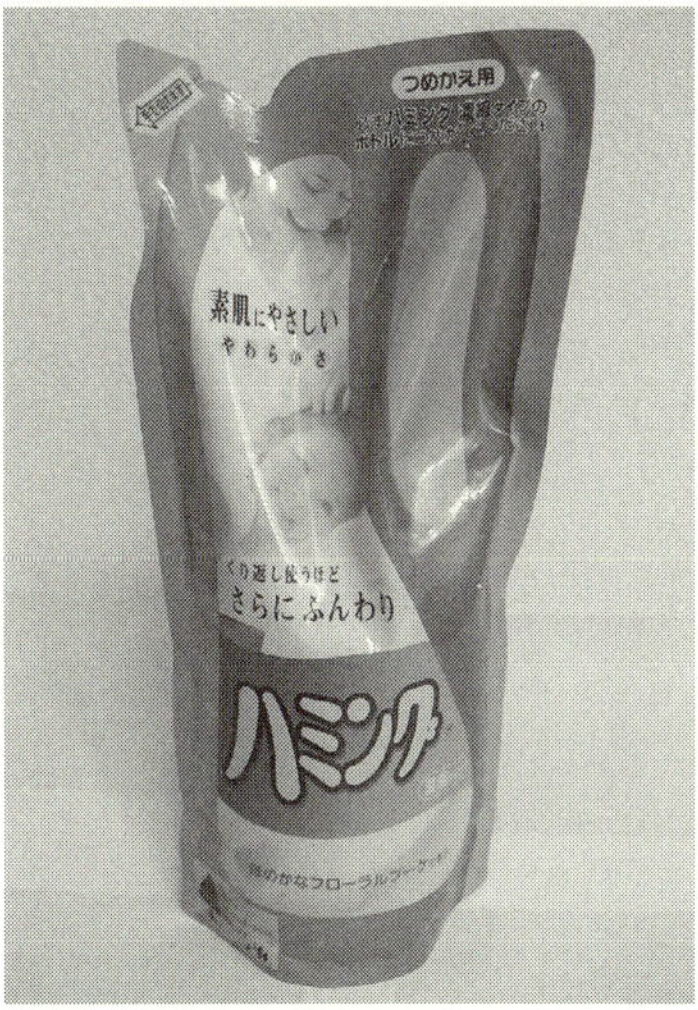

洗剤の場合、界面活性剤やほかの成分が詳しく書かれているのに、なぜ、柔軟剤は詳しく書かれていないのでしょうか？

その理由は、柔軟剤は、家庭用品品質表示法の対象製品になっていないからです。この法律は、その名の通り、雑貨品や繊維製品など家庭内で使われる製品の成分や性質などの表示を義務付けています。

洗濯用洗剤や台所用洗剤は、この法律の対象になっています。しかし、1962年に制定された古い法律であるためか、柔軟剤などの新しい商品はほとんど対象になっていないのです。

洗剤メーカーの業界団体である日本石鹸洗剤工業会では、柔軟剤の自主基準を設けていますが、成分の細かい表示を求めてはいません。メーカーのお客様相談室に聞いても教えてくれません。結局、消費者は何が含まれているのかよく分からない状態に置かれているのです。

スベスベふんわりの秘密

柔軟剤に使われている合成界面活性剤は、陽イオン系です。陽イオン界面活性剤は水に溶けると、図7のようにマッチ棒の頭の部分がプラスの電荷を帯びます。

陽イオン界面活性剤は、俗に逆性石けんともいわれています。陰イオン界面活性剤が、マイナスの電荷を帯びるのに対して、〝逆に〟プラスの電荷を帯びるからです。その代表格は、塩化ベンザルコニウム（8章参照）で、消毒剤や抗菌剤、目薬の防腐剤などに使われています。

柔軟剤に使われているのは、エステル型ジアルキルアンモニウム塩やジアルキルジメチルアンモニウム塩などです。これらによって、ふんわりスベスベした感触が作り出されるのです。そのしくみは次の通り。

繊維は水の中に入ると、表面がマイナスに帯電します。そのため、陽イオン界面活性剤のプラスの部分が引き寄せられて、図8のように並んで薄い膜を作ります。それによって、繊維同士が触れるということが少なくなります。その結果、繊維の摩擦が弱まるため、滑りがよくなって、スベスベした感じになり、ふんわりしたようにも感じるのです。

図7

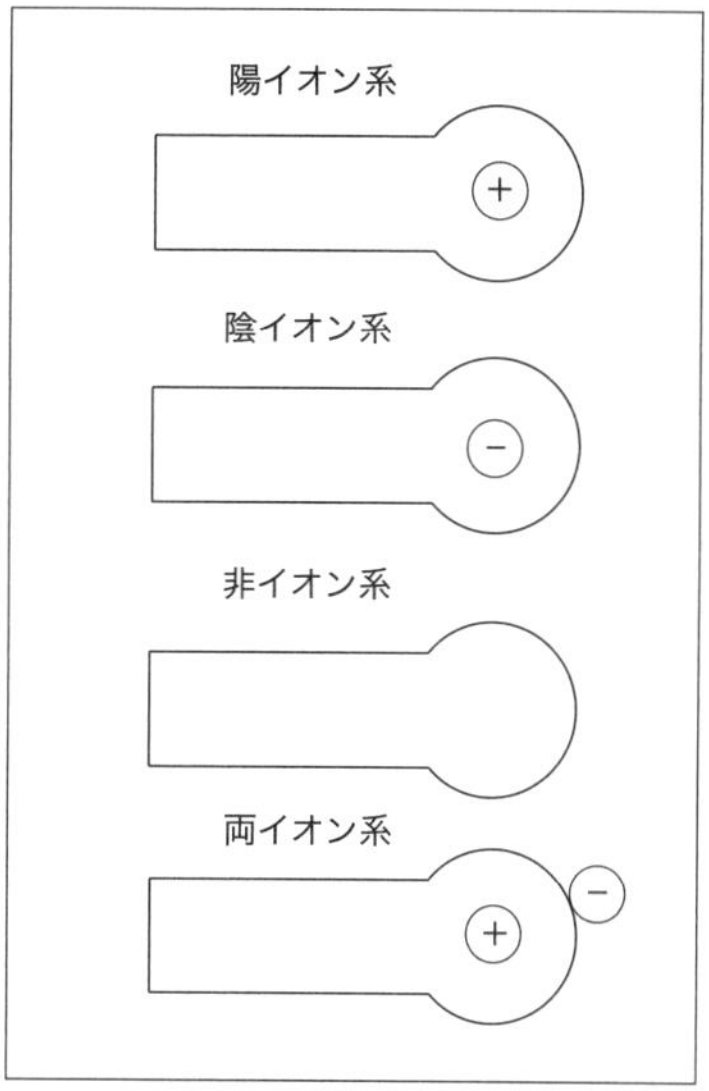

図8

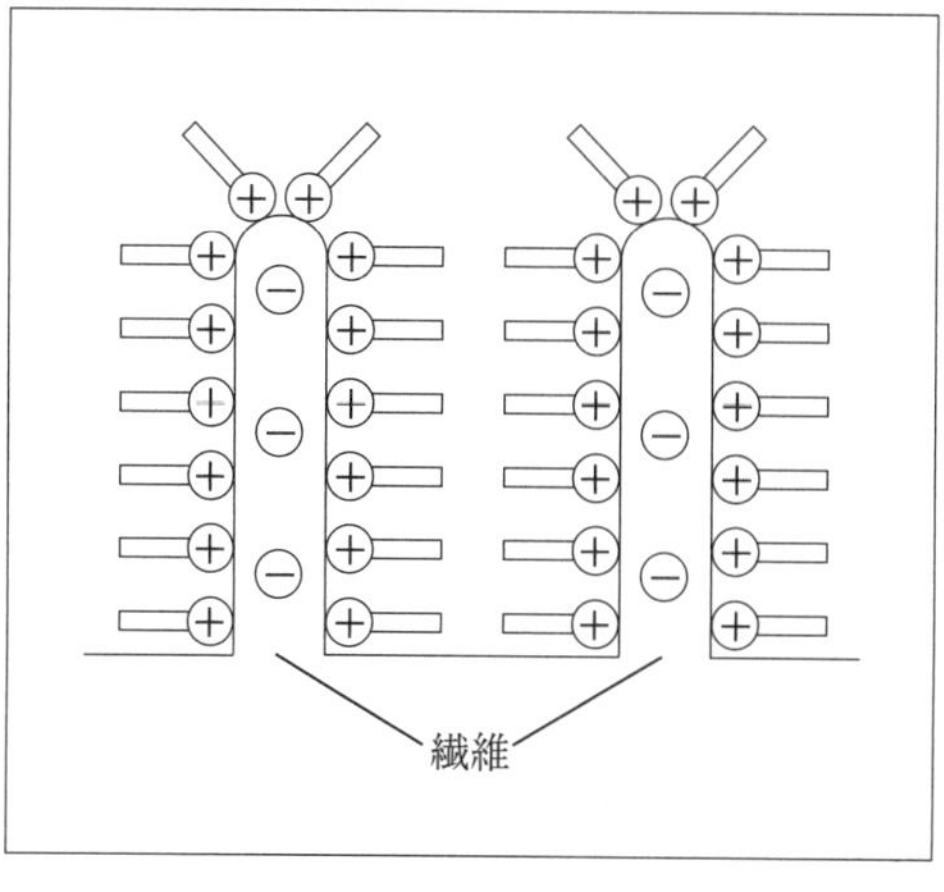

つまり、柔軟剤によって、繊維そのものが軟らかくなるわけではないのです。繊維に合成界面活性剤が付着して、それらが擦れることによって、滑りがよくなって、軟らかくなったように感じるだけなのです。

汗を吸い取りにくくなる

柔軟剤は、洗濯の際に洗剤と一緒に使うことはできません。必ずすすぎ終わってから、柔軟剤を入れるように説明書きに書かれています。

洗濯用洗剤に含まれる界面活性剤は、多くが陰イオン系です。

一方、柔軟剤の成分は、陽イオン界面活性剤であるため、一緒に使うとマイナスとプラスが引き合って、両者が結合して固まってしまい、働きを失ってしまうのです。

すすぎの後に柔軟剤を入れるということは、陽イオン界面活性剤が、そのまま繊維に付着するということです。もちろんそれによって、スベスベふんわり感が出るのですが、それによる問題も生じてくるのです。

一つは、汗を吸収しにくくなることです。衣類の繊維の表面に陽イオン界面活性剤が、ちょうどコーティングされたような状態になります。それは、薄い膜のようになって水分の吸収を妨げることになります。そのため、柔軟剤を使ったタオルやバスタオルは汗を吸収しにくいのです。肌着も同様です。

これで一番困るのは、赤ちゃんです。一般にお母さん方は、赤ちゃんに感触のいい肌着を着せてあげようと思い、柔軟剤を使う人が多いようです。すると、肌着が汗を吸い取りにくくなってしまいます。赤ちゃんは発汗作用が高いので、肌着が十分汗を吸い取ることができないと、あせもや湿疹の原因となってしまいます。

布オムツの場合、おしっこを吸い取ることが十分できなくなって、お尻がおしっこで常に濡れた状態になってしまいます。これでは、オムツかぶれを起こしかねません。赤ちゃんに良かれと思ってしたことが、逆に仇になってしまうのです。

柔軟剤はいらない

また、陽イオン界面活性剤が肌におよぼす影響も気になるところです。それが皮膚を刺激して、皮膚アレルギーや化学物質過敏症を起こすことはないのか、心配になります。

柔軟剤は必要なものなのでしょうか？　洗剤だけで洗っていると、確かに綿のバスタオルなどはしだいにごわごわした感じになります。しかし、それは綿本来の姿に戻っているともいえるのです。

実は、衣類やタオルなどの繊維製品の多くには、もともと柔軟剤がコーティングされているのです。だから、最初は肌触りがいいのです。ところが、洗濯するたびに繊維から柔軟剤がとれていきます。そのため、綿本来の感触に戻っていくのです。

1章で書いたように、蛍光増白剤ももともと繊維に使われていて、それが洗濯のたびにとれて、繊維本来の色に戻っていきます。それと同じなのです。

化学物質を塗りつけられて、人工的なスベスベ感を持った繊維製品がいいのか？ それとも多少ごわごわしていても、自然の繊維の感触がいいのか？ 私は自然の感触のほうがよいと思うのですが、いかかでしょうか？

4章

漂白剤「ハイター」は、なぜ混ぜると危険なのか

混ぜると毒ガスが発生

「衣類やタオルを、真っ白にしたい時は漂白剤を使う」という人は多いと思います。洗剤で洗っても、こびりついた染みをとることはなかなかできません。そこで、強力な漂白剤を使うということになってしまうのでしょう。

漂白剤の代表格は、何といっても花王の「ハイター」です。昔から販売されていて、今でも漂白剤の中心的存在です。しかし、そのボトルには、「まぜるな危険」という大きな文字が赤と黄色で書かれています。まさに赤信号に黄色信号という感じです。なぜ、こんな表示があるのでしょうか？

もし酸性の洗浄剤と一緒に使ったとします。すると、猛毒の塩素ガスが発生し、それを吸い込むと死んでしまうかもしれないからです。1987年に徳島県で、実際に死亡事件が発生しました。ある家庭の主婦Aさん（54歳）が、浴室のカビを落とそうと、塩素系カビ取り剤を使っていました。おそらくなかなかきれいに落ちなかったのでしょう。Aさんは、さらにタイルやトイレ用の酸性洗浄剤を一緒に使いました。すると、それらの成分が化学反応を起こし、黄色っぽい塩素ガスが発生しました。

塩素ガスは、第一次世界大戦で毒ガス兵器として使われたもので、致死性があります。それを吸い込んだAさんは、その場で倒れ、病院に運ばれましたが、まもなく呼吸困難で死亡しました。その後、長野県でも同じような事故が発生しました。そのため、塩素ガスを発生する可能性のある製品には、「まぜるな危険」という表示がなされるようになったのです。

それにしても、使い方を少し間違ったら、毒ガスが発生して、人が死んでしまうような製品がスーパーやドラッグストアなどにズラッと並んでいるというのは、何とも不思議な感じがします。よくまあ、これで事故がそれほど発生していないものだと感心します。未然に事故を防ぐためにも、もっと規制を厳しくする必要があるのではないでしょうか。

「ハイター」のあぶない成分

「ハイター」の成分は、次亜塩素酸ナトリウムと水酸化ナトリウムです。次亜塩素酸ナトリウムは水に溶けると、次亜塩素酸になります。これには、色素を分解する作用があるため、繊維に付着した汚れを分解して、白く漂白するのです。

　しかし、この次亜塩素酸は、繊維を染めている染料も分解してしまいます。そのため、色物の衣類は白くなってしまうので、使うことができないのです。水酸化ナトリウムは、次亜塩素酸ナトリウム自体が分解するのを防ぐために配合されています。

　次亜塩素酸ナトリウムは、細菌を殺す力もあります。そのため、食品添加物としても認められていて、まな板や包丁などの殺菌にも使われています。

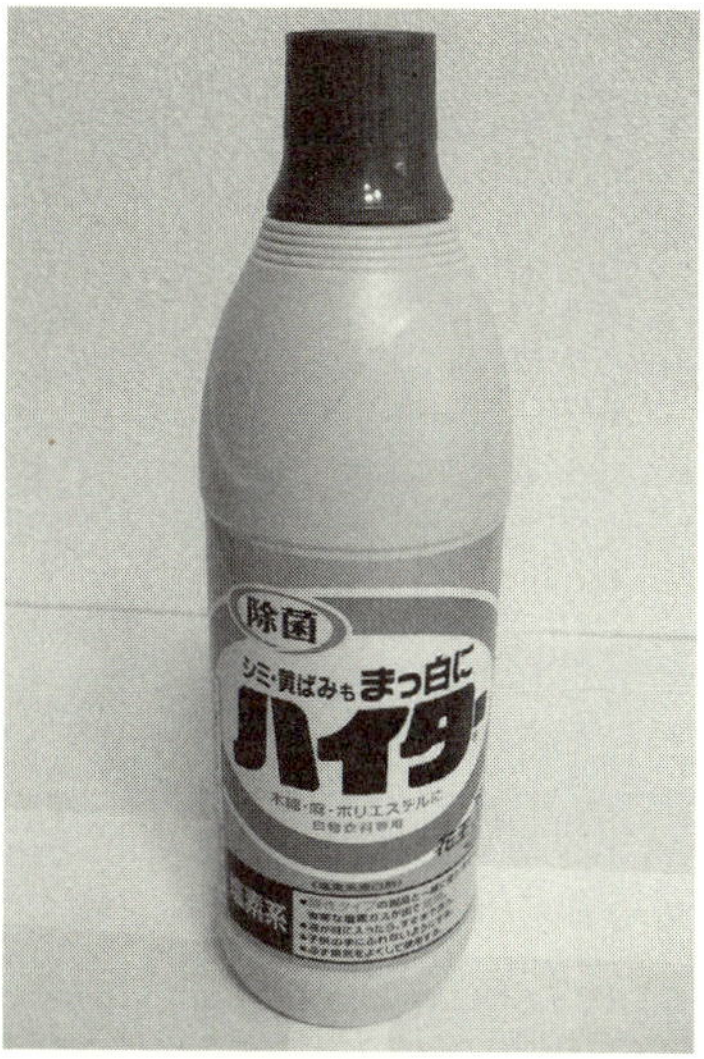

　さらに、動物に対しては致死性があります。マウスを使った実験では、体重１Kg当たり０・０１２mgを経口投与すると、その半数が死んでしまうといいます。これはかなり強い毒性で、ヒト推定致死量は、わずか茶さじ一杯です。

　また、次亜塩素酸ナトリウムを常用していた洗濯関係の従業員が、皮膚炎を起こしたという報告があります。

　水酸化ナトリウムも毒性が強く、とくにタンパク質を溶かす作用があります。したがって、これらの二成分を配合した「ハイター」は、かなり危険な商品なのです。

「使用上の注意」と「応急処置」

「ハイター」のボトルの裏側の「使用上の注意」には、「原液で使わない」「容器を強く持ってキャップを開けると原液が飛び出す恐れがあるので注意する」「使用する時は炊事用手袋を使用する」と書かれています。原液が皮膚に付着すると、刺激されて、痛みを感じたり、赤くなったりするからです。

また、「応急処置」として、「目に入った時は失明の恐れがある。こすらずただちに流水で15分以上洗い流し、痛みや異常がなくても直後に必ず眼科医に受診する」という恐ろしげなことが書かれています。

水酸化ナトリウムはタンパク質を溶かす作用があるため、目の角膜を溶かしてしまいます。その結果、視力が失われる、すなわち「失明」することがあるのです。そのため、こうした注意が書かれているのです。

また、「飲み込んだ時は、吐かずにすぐ口をすすぎ、コップ1~2杯の牛乳か水を飲む等の処置をし、医師に相談する」「皮ふについた時は、すぐ水で充分洗い流す」「使用中、目にしみたり、せき込んだり、あるいは気分が悪くなった時は使用をやめてその場から離れ、洗顔、うがい等をする」とも書かれています。

次亜塩素酸ナトリウムと水酸化ナトリウムは、粘膜を刺激したり、傷つける作用があります。したがって、誤って飲み込んだ場合、無理に吐くと、食道や口の粘膜を傷つけます。そのため、「吐かずに……」という注意が書かれているのです。

また、蒸発した成分を吸い込むと、気管支や肺の細胞が影響を受けて、せき込んだり、気分が悪くなったりします。そのため、いろいろ注意が書かれているのです。

これほど危険性の高い製品を、漂白という目的のためにあえて使うだけの価値があるのか、ひじょうに疑問を感じます。

「カビキラー」も成分は同じ

「カビ取り剤を使ったら、息苦しくなった」「頭が痛くなった」、また、「呼吸困難になって、死ぬかと思った」という話さえ聞きます。主成分の次亜塩素酸ナトリウムが、呼吸器などに作用したためです。

カビ取り剤の代表は、何といってもジョンソンの「カビキラー」ですが、その成分は、「ハイター」と同じく、次亜塩素酸ナトリウムと水酸化ナトリウムです。したがって、大きく「まぜるな危険」と表示されています。

そのほかにもいろいろと注意表示があります。「体調がすぐれない方や、心臓病・呼吸器疾患等の方は使わないこと」「必ず換気をして使用。換気扇がある場合は併用し、窓や戸など2ケ所以上開けると効果的」「ゴム手袋、マスク、保護眼鏡・ゴーグル等を着用する」「一度に大量に使ったり、長時間連続して使わない」など。

それにしても、ゴム手袋やマスク、ゴーグルまで身につけて使わなければならないとは、まさしく毒物を扱うもののしさです。ここまでして使わなければならないのか、首をひねらざるをえません。

さらに「ハイター」とほぼ同じ「応急処置」の内容が表示されています。花王の「カビとりハイター」とほぼ同じ注意表示と応急処置の内容が書かれています。

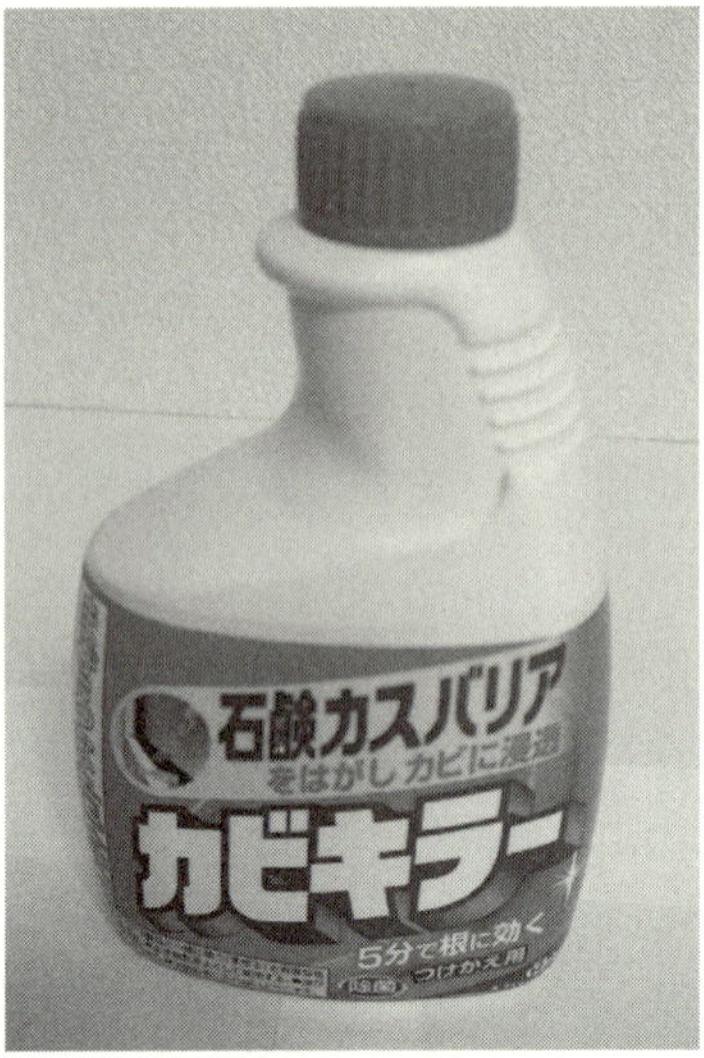

「カビキラー」（今は「カビハイター」に改名）にも、「カビキラー」とほぼ同じ注意表示と応急処置の内容が書かれています。この製品の成分も、次亜塩素酸ナトリウムと水酸化ナトリウムだからです。

混ぜなくても危険なカビ取り剤

「カビキラー」や「カビとりハイター」は、酸性の洗浄剤と混ぜると、毒性の塩素ガスが発生してひじょうに危険なのですが、実は混ぜなくても十分危険なのです。

成分の次亜塩素酸ナトリウムが水に溶けてできた次亜塩素酸は、細菌やウイルスを殺す力があります。そのため、次亜塩素酸ナトリウムはプールの消毒や調理器具の殺菌などにも使われています。

次亜塩素酸が、細菌にどのように作用して殺すかは、まだよく分かっていないのですが、細胞の中に浸透して、酵素の働きを妨害する、タンパク質を変化させる、遺伝子の働きを抑えるなどを引き起こすと考えられています。その結果、細菌はいわば機能不全に陥り、死んでしまうわけです。

カビ取り剤を浴室内で、プシュ、プシュとスプレーした場合、窓を開けたり、換気扇を回して、さらにマスクをしていても、室内に広がった細かい粒子を、多少はどうしても吸い込むことになります。

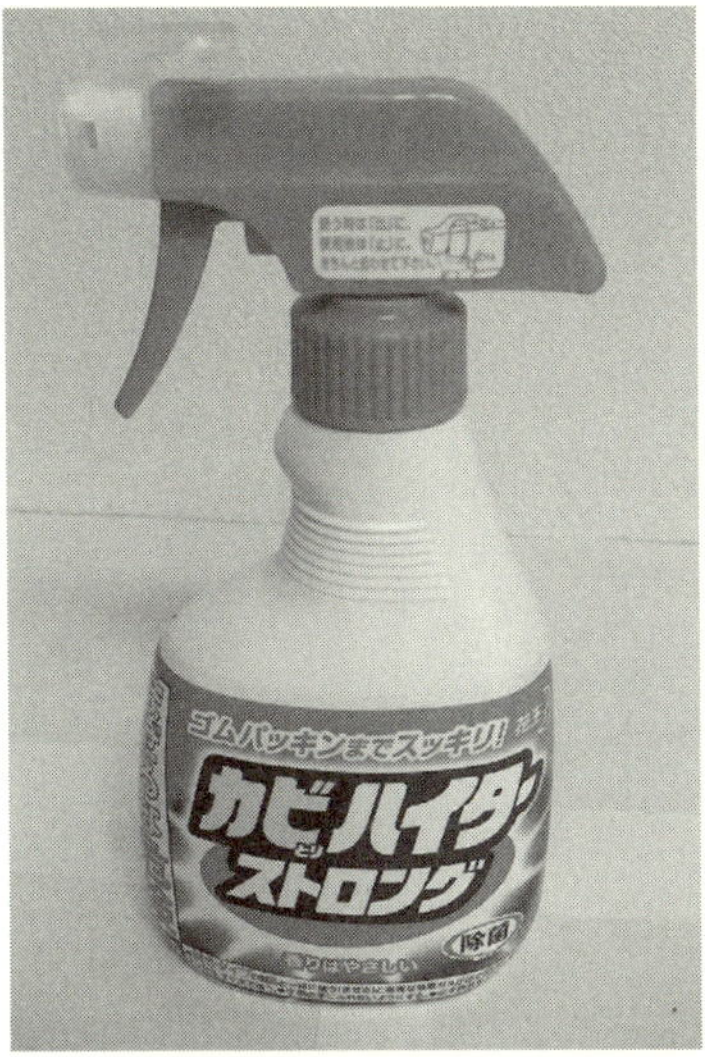

その粒子には、次亜塩素酸が溶けています。それが口や鼻から入って、気管支や肺に達し、それらの細胞に対して、細菌と同様に作用すれば、一部の細胞は機能不全に陥ると考えられます。その結果、気分が悪くなったり、胸痛を感じたり、最悪の場合、呼吸困難に陥ることもあるのです。

タイルの目地などに付着した黒かびは、な

かなか落とすことができませんが、これほど危険性の高いカビとり剤をあえて使う必要があるのか、ひじょうに疑問を感じます。

また、次亜塩素酸は毒性が強いため、それが河川に流れ込んだ場合、魚やプランクトン、微生物などに対してどんな影響をおよぼすのか、その点も心配されます。

5章

台所用「ジョイ」が手をヒリヒリさせる理由

「ジョイ」の成分

「台所用洗剤を使ったら、手の甲がヒリヒリした」という人は多いと思います。それで、薄いゴムの手袋をして洗っている人もいます。なぜ、そんなにヒリヒリするのでしょうか？

台所用洗剤の代表は、「ジョイ」（P＆G）といっていいでしょう。黄色い油を丸く浮かせて、そこに「ジョイ」を一滴たらし、油がパーツと周辺に追いやられるテレビCMで人気を得て、一挙にシェアを広げました。

ちなみに、この現象は、ほかの台所用洗剤でも、石けん液でも起こるのです。深めのお皿に水を入れ、その上に油を静かにたらして水の上に広げ、その中心に洗剤か石けん液を一滴たらして

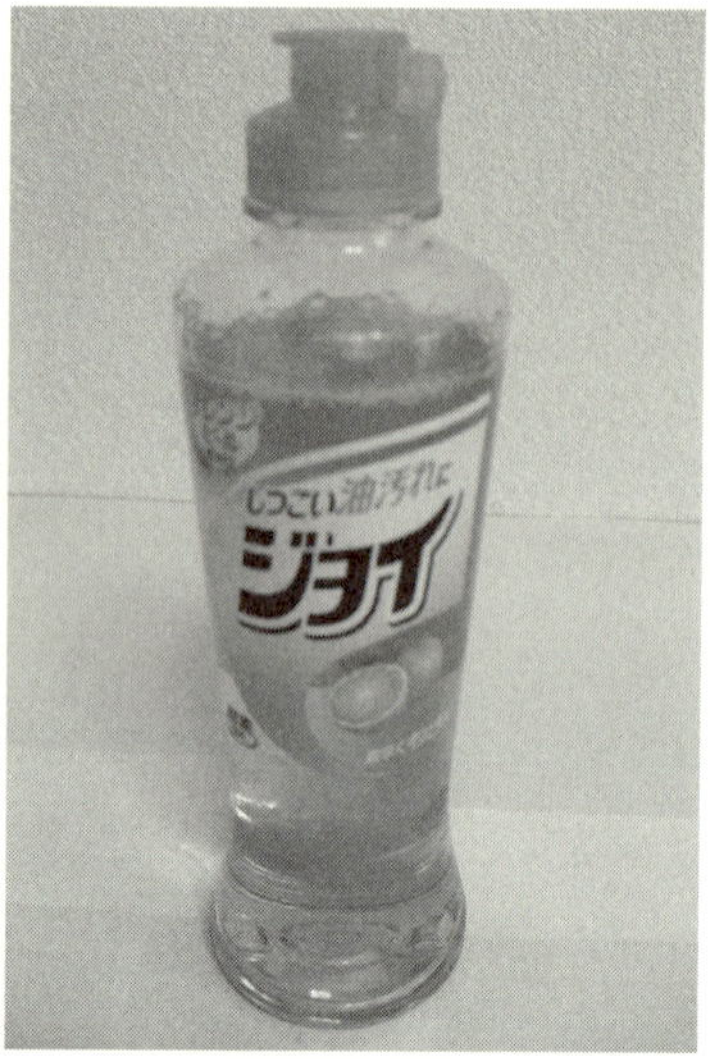

みて下さい。油が周辺にパーッと追いやられるはずです。つまり、界面活性剤であれば、どんなものでも同じ現象を引き起こすことができるのです。

「ジョイ」もいろいろ世代を重ねて、現在は写真のような製品になっています。成分は、次の通りです。

「界面活性剤（42％　アルキルエーテル硫酸エステルナトリウム、アルキルアミンオキシド、ポリオキシエチレンアルキルエーテル）、安定化剤、粘度調整剤、酵素」。

ポリオキシエチレンアルキルエーテル、すなわちPOERは洗濯用洗剤の「アタック」や「部屋干しトップ」にも配合されているものです。そのためか、それらの製品と似たような「使用上の注意」があります。

「使用後は水で手をよく洗い、お肌のお手入れを」「荒れ性の方や長時間使う場合、また原液をスポンジ等に含ませて使う時は炊事用手袋を使う」など。配合された成分が、かなり手の皮膚を刺激するようです。

「ファミリーフレッシュ」の成分

「ジョイ」よりも前から発売されている「ファミリーフレッシュ」（花王）の成分は、「界面活性剤（19％、アルキルエーテル硫酸エステルナトリウム）、安定化剤」といたってシンプル。しかし、やはり手の皮膚を刺激するようで、「ジョイ」と同様な注意表示があります。さらに、「野菜・果物を洗う時は5分以上つけたままにしない」という気になる表示があります。

いまや家庭で、台所用洗剤を使って野菜や果物を洗う人はほとんどいないでしょう。みなさん、「台所洗剤は毒性があって、野菜や果物をそれで洗うと残留するから、危険！」と思っているからです。

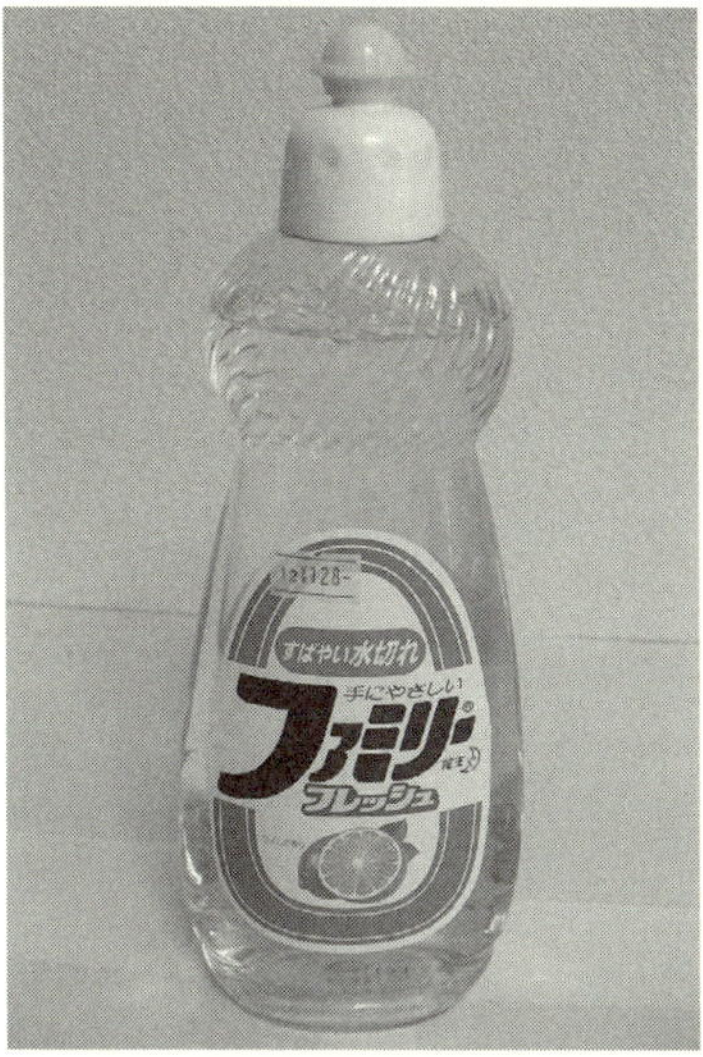

その感覚は正しいようです。5分以上つけておくと、成分が野菜や果物に浸透してしまう可能性があります。そうなると、野菜や果物を食べた際に、合成界面活性剤も一緒に胃の中に入ることになります。それを避けさせるために、こうした注意表示をしているのです。

それにしても、「毒性があるから、野菜や果物は洗わない」とみなさん思っているのに、な

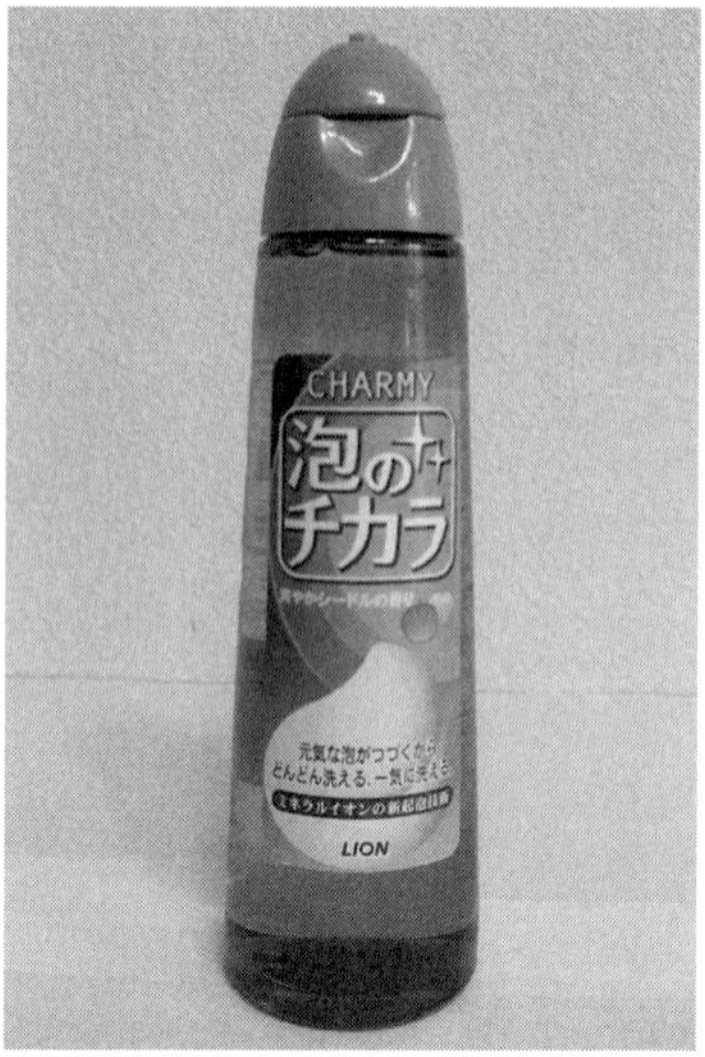

ぜ、それで食器や鍋などを平気で洗っているのでしょうか？　野菜や果物に成分が残留するということは、水ですすいだとしても、食器や鍋などにも多少は残留するということです。そして、それに料理を盛るということは、料理に成分が移行して一緒に胃の中に入っていくということなのですが……。

台所用洗剤に使われるＡＥＳ

もう一つの代表的な台所洗剤「チャーミィ　泡のチカラ」（ライオン）の成分は、「界面活性剤（40%アルキルエーテル硫酸エステルナトリウム、アルキルスルホン酸ナトリウム、アルキルアミンオキシド）、安定剤、金属封鎖剤」です。そして、「ジョイ」や「ファミリーフレッシュ」と同様な注意表示があります。「野菜・果物を洗うときは5分以上つけたままにしない」という表示もしっかりあります。

もうお気づきかと思いますが、三つの製品に共通な合成界面活性剤があります。アルキルエーテル硫酸エステルナトリウムです。これは、いずれも最初に書かれています。界面活性剤の中で最も多く含まれているということです。

アルキルエーテル硫酸エステルナトリウムは、AESといい、ほかの台所用洗剤にも広く使われている成分です。AESは、これまで登場したLASやPOERと並ぶ代表的な合成界面活性剤です。図9が、AESの化学式です。

図9　AES

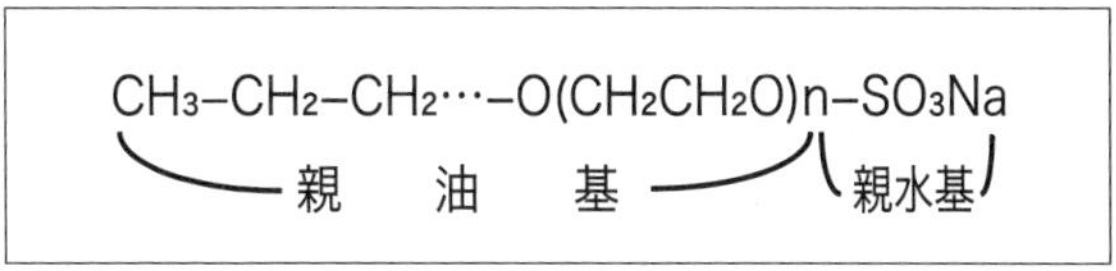

LASやPOERと同様にCH_3-CH_2-CH_2……のアルキル基があって、それに$(CH_2CH_2O)_n$がつながっています。これは、CH_2CH_2Oがn個つながっているということです、nはふつう2～3個です。ここまでが、親油基で、マッチの棒の部分に当たります。

一方、親水基、すなわちマッチの頭の部分が、SO_3Naの部分です。AESは水に溶けるとNaがイオン化して、頭の部分がマイナスイオンになるので、陰イオン界面活性剤の一種ということになります。

AESの皮膚刺激性

AESは、水の硬度に影響を受けにくく、泡立ちがよいという特徴があるため、台所用洗剤に使われています。しかし、タンパク質変性作用があります。台所用洗剤を使うと、手の甲がヒリヒリして、痛痒い感じになりますが、皮膚の細胞のタンパク質が影響を受けていると考えられます。

AESに皮膚刺激性があることは、一般に認められています。AESの0・

25%溶液を、ヒト29人に対して、48時間貼布した実験では、6人にかすかな紅斑が、1人に明瞭な紅斑が、1人に強い刺激反応が認められました。

これは、旧・厚生省環境衛生局食品化学課編著『洗剤の毒性とその評価』(日本食品衛生協会刊)に載っているデータですが、同書には「AESは高濃度で刺激性を示し、その閾値《いきち》は1回の塗布で濃度5%以上、反復塗布では1%付近、1回閉鎖貼布では0・1%付近と推定される」と書かれています。

ところで、少し古い話になりますが、ノルウェーで1966年、AESを配合した食器用洗剤を使った主婦が、重いアレルギー性皮膚炎を起こすという事件がありました。患者数は何と500~1000人にも達すると推定されました。洗剤を使い始めてから、2週間後に急に皮膚炎が発生して、手に症状が最も強く現われましたが、腕や顔、さらには胴体のほうにも発疹が現われたといいます。

発赤、浮腫および水泡ができて、首、顔(とくに目の周り)が腫れ上がって、強いかゆみを伴いました。明らかなアレルギー反応です。さらに、頭痛、悪心(気分が悪くなること)、全身衰弱、無気力などの症状も見られました。

AESに混じっていた不純物

この皮膚障害の原因を明らかにするため、人間に貼付試験をして調べたところ、特定のAES

が原因であることが分かりました。動物実験でも、このＡＥＳがアレルギーを起こすことが分かりました。

また、工場でこのＡＥＳの製造に携わっていた作業員1名にもアレルギー性皮膚炎の発生が見られ、貼付試験でも、「陽性」という結果がでました。

このＡＥＳを含む食器用洗剤を用いて、対照者（この食器用洗剤に接触したことのない患者）29名に対して、貼付試験を24時間行なったところ、18・7％の濃度で5名に陽性反応が見られ、0・02％という低い濃度では陽性反応は見られませんでした。

一方、アレルギー性皮膚炎を起こした患者に同様な試験を行なったところ、18・7％では18名中全員に陽性反応が見られ、0・02％でも24名中8名に陽性反応が見られました（以上のデータは、前出の『洗剤の毒性とその評価』による）。

同様な事件は、デンマークでも発生しました。1971年、ある寄宿学校の清掃作業者（女子12名）が、ＡＥＳを含む食器用洗剤を使ったところ、集団皮膚障害が発生しました。

その後の試験で、これらの皮膚障害の原因は、ＡＥＳの製造工程で、熱処理が不十分な際に行なわれる漂白によって生じた「スルトン化合物」であることがわかりました。その物質がＡＥＳに不純物として混じっていたために、障害が発生したというわけです。ただし、漂白工程がない場合は、スルトン化合物は発生しないとされます。

ＡＥＳを合成する過程では、ほかに副産物として「ジオキサン」という物質ができる可能性があります。これは、発がん性のある物質です。そのため、ＡＥＳにそれが不純物として混じっているのではないか、という指摘がなされています。ＡＥＳには、こうした不純物の問題もあるのです。

「ファミリーフレッシュ」の皮膚刺激

「ファミリーフレッシュ」の場合、ＡＥＳが19％含まれています。これは、前出の「1回の塗布で刺激性があらわれる5％」の約4倍です。したがって、原液が手に触れたら、かなり刺激を受けて、手が荒れることになります。そのため、「原液をスポンジに含ませて使用するときは炊事用手袋を使う」という注意表示があるのです。

「ファミリーフレッシュ」の通常の使い方は、「水1リットルに対して1・5ミリリットル」を溶かすというものです。そうボトルに書かれています。この場合、1・5ミリリットルの原液に含まれるＡＥＳは、約0・285gとなり、それを水1リットルに溶かすと、ＡＥＳの濃度は0・0285％となります。

これは、1回閉鎖貼布で刺激性があらわれる0・1％を下回っています。花王では、この程度の濃度であれば、「皮膚への刺激は、ほとんどないだろう」と考えているのでしょう。しかし、「長時間使用する場合」や「荒れ性の方」は、やはり手袋をするようにと書いてあります。こういうケースでは、手に刺激を受ける人がいるからでしょう。

そもそも台所用洗剤を使う際、量をきちんと測りながら使う人は、ほとんどいないでしょう。水をためたボールなどに、チューッと原液を絞り出す人がほとんどだと思います。その際、量が多くなれば、ＡＥＳが０・１％を超えてしまうこともあるでしょう。たとえ０・１％を超えなくても、肌が敏感な人は、刺激を感じることもあるでしょう。

「ジョイ」で手の甲がヒリヒリ

「ジョイ」は濃縮タイプのため、界面活性剤が42％と「ファミリーフレッシュ」の約2倍含まれています。これは、ＡＥＳとアルキルアミンオキシド、ポリオキシエチレンアルキルエーテル（ＰＯＥＲ）を合わせた濃度です。ＡＥＳを半分と見た場合、全体の約20％がＡＥＳということになり、「ファミリーフレッシュ」とほぼ同じになります。

そのため、原液を素手で扱えば、手荒れの心配がありますから、当然ながら「原液をスポンジ等に含ませて使う時は炊事用手袋を使う」という注意表示が必要なことになります。

「ジョイ」の場合、界面活性剤の濃度が高いので、水1リットルに対して０・７５ミリリットルが溶かす目安量となっています。そのため、「ファミリーフレッシュ」に比べて、ＡＥＳの量は少なくなると考えられますが、ＰＯＥＲなどが加わりますので、合成界面活性剤の量はそれほど変わらないことになります。

表示の通りに水1リットルに対して「ジョイ」の洗剤液を約０・７５ミリリットル溶かし、その溶液に右手を3秒ほど浸して、手を溶液から出すという実験を行なってみました。すると手の甲が刺激を受けて多少ヒリヒリした感じになり、その後熱を帯びたような感じになりました。左手でも同じ実験をしましたが、同じ結果でした。

それから1時間以上、手の甲全体が熱を帯びてジンジンした感じになり、多少しびれるようでもあり、ヒリヒリした感じも残って、ふつうでない状態が続きました。

この実験は、夜の11時頃に行なったのですが、一晩寝てから翌朝も、熱をもったようなジンジンした違和感が続いていました。これには驚きました。おそらく合成界面活性剤で刺激された皮膚細胞が、すぐには元の状態に戻らなかったのでしょう。

みんな影響を受けている!

私はふだんから食事は自分で作り、食器も自分で洗っていますが、合成洗剤はまったく使いません。できるだけお湯で洗うようにして、なかなか落ちない油汚れだけ液体石けんを使うようにしています。そういう状態のところに、いきなりAESやPOERが皮膚を刺激したため、こうした結果になったのでしょう。

しかし、こうした刺激は誰にでも起こっていることなのです。台所用洗剤を使っている人の多くは、素手で食器を洗っていると思います。使用上の注意にも、洗剤液を水で薄めた場合は、「炊事用手袋を使いなさい」とは書かれていません。いちいち手袋をするのは面倒ですし、洗いにくいものです。したがって、みなさんの皮膚も刺激を受けているはずです。

ところが、ふだんから台所用洗剤を使っていると、皮膚が慣れてしまって、刺激をあまり感じなくなっていると考えられます。ある意味では、〝麻痺〟してしまっているわけです。しかし、それでも皮膚は影響を受けているはずです。それが積み重なって、手荒れなどの症状として現われるのではないでしょうか。

それにしても、0・75ミリリットルというのは、かなり少ない量です。家庭で台所用洗剤を使う際には、ボトルを押してチューッと出すのが普通でしょうから、もっと多くの量が出てしまうでしょう。ですから、AESやPOERなどの作用によって、手の甲に刺激を感じている人は多いと考えられます。

もちろん個人差がありますから、何も刺激を感じないという人もいるでしょう。ただ、台所用洗剤を使うと、「手がヒリヒリする」「手が荒れる」という話はよく聞きますので、刺激を受けている人は少なくないようです。

AESが魚を減らす!

AESは、環境にも影響をおよぼします。1章で書いたように、下水道の普及率は地方ではかなり低い状態にあります。そのため、各家庭が台所用洗剤を使った場合、合成界面活性剤がそのまま河川や湖沼に流れ込むことになります。

ＡＥＳは、河川に流れ込んだ場合、ＬＡＳに比べれば分解されやすいのですが、冬場で水温が10℃以下になると、分解が悪くなり、一週間後でも約90％が残留していたというデータがあります。

また、ＡＥＳはＬＡＳと同様に、魚への影響が大きいのです。１章で、ＬＡＳの各種の魚に対する半数致死濃度（ＬＣ50）を紹介しましたが、ＡＥＳの場合、ヤマメに対するＬＣ50は、３・２㎎／リットルと、ＬＡＳの４・４㎎／リットルよりもむしろ値が小さく、毒性が強いのです。

ＡＥＳのＬＣ50は、以下、ニジマスが４・４㎎／リットル、コイが５・６㎎／リットル、海水魚のボラが１・５㎎／リットルとなっています（前出の若林明子教授の実験データ）。

石けん（脂肪酸ナトリウム）の場合、５種の魚類に対するＬＣ50は最も小さな値でも、約17㎎／リットル（日本水環境学会編『非イオン界面活性剤の水環境』技報堂出版刊）です。ボラで比較すると、ＡＥＳは石けんに比べて、約11倍毒性が強いということになります。

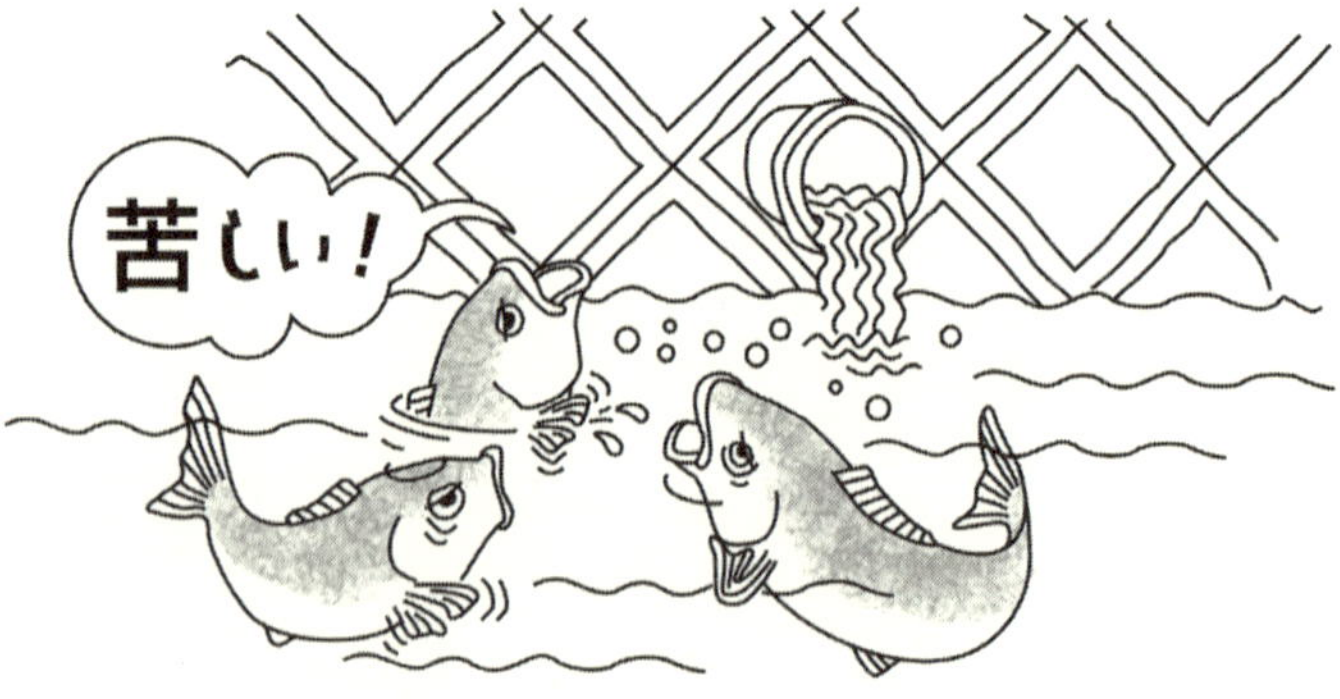

ふつう家庭では、1日に3度食事をして、そのあと食器を洗います。下水道の普及していない地域で、毎回「ジョイ」や「ファミリーフレッシュ」などの台所用洗剤が使われれば、そのたびにAESなどの合成界面活性剤が河川に流れ込むのです。そして、魚を攻撃します。こういうことが続いていれば、当然ながら川の魚は少なくなってしまいます。

6章

「キッチンハイター」も、混ぜると危険！

「キッチンハイター」の成分

「茶渋を取ったり、ふきんを消毒するのに、『キッチンハイター』を使っている」という人は少なくないようです。洗剤では茶渋やふきんに染み込んだ汚れは取れないため、どうしても使ってしまうのでしょう。

「キッチンハイター」（花王）にも、洗濯用漂白剤の「ハイター」と同様に「まぜるな危険」という大きな文字があります。さらに、「ハイター」と同じように、「原液で使わない」「使用するときは炊事用手袋を使う」「酸性タイプの製品や塩素系の排水口ヌメリ取り剤・生ごみ・食酢・アルコールと混ざらないようにする。有害なガスが発生して危険」などの注意表示があります。

　また、「応急処置」として、「目に入った時は失明の恐れがある……」など、「ハイター」とほとんど同じ表示があります。

　「キッチンハイター」の主成分は、「ハイター」と同じく次亜塩素酸ナトリウムです。水酸化ナトリウムも入っています。だから、酸性の洗浄剤と混ぜて使うと、塩素ガスが発生して危険なのです。

　「キッチンハイター」には、さらに、「ジョイ」や「ファミリーフレッシュ」の主成分であるアルキルエーテル硫酸エステルナトリウム（ＡＥＳ）も配合されています。これで、食器の汚れを落とそうということなのでしょう。

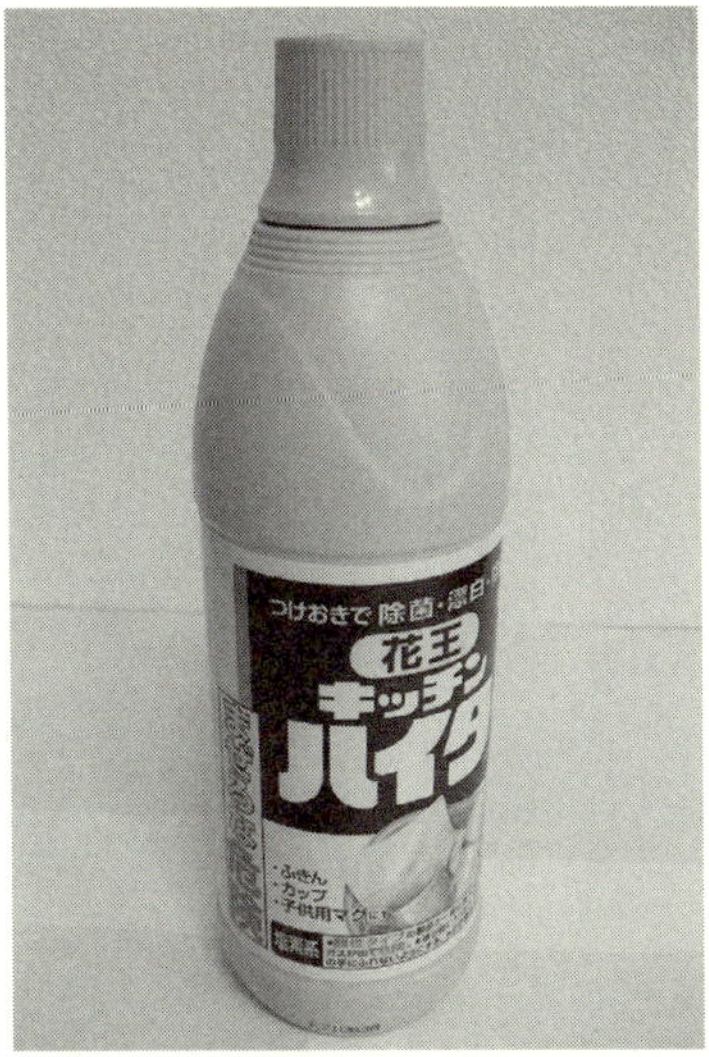

素手では扱えない

　「キッチンハイター」の場合、溜め置いた水に原液を溶かして、そこに湯飲み茶碗やふきんなどを浸して、それから水ですすぐという使い方が一般的です。これで、次亜塩素酸の力によって、漂白と除菌が行なわれます。

　冷蔵庫や食器棚を除菌する時は、原液を溶かした水に布を浸し、それを絞ってから、庫内や棚などを拭いて、その後さらに水拭きをして、次亜塩素酸やＡＥＳを取り除かなければなりません。

素手で、「キッチンハイター」を扱っているという人は、少ないでしょう。「使用上の注意」にも、「炊事用手袋を使う」と書かれていますし、原液を水で薄めても、素手に付着すると、強い刺激を感じます。もし原液が素手に付着したら、大変です。「応急処置」にも、「皮ふについた時は、すぐに水で充分洗い流す」と書かれています。

洗濯用の「ハイター」の場合、洗剤と一緒に洗濯槽に入れてしまうことが多いでしょうから、原液や溶液が皮膚に付着することは少ないと思います。しかし、「キッチンハイター」の場合、茶碗やふきんをすすいだり、溶液が染み込んだ布で冷蔵庫などを拭いたりするので、次亜塩素酸ナトリウムや水酸化ナトリウムが、肌に付着したり、目に入ったりする危険も高まりますので、充分な注意が必要です。

こうした細かい注意を払ってまで、「キッチンハイター」を使う必要があるのか、これもひじょうに疑問を感じます。また、食器に残留した次亜塩素酸が食べ物に付着して胃に入ったとき、どのような影響をおよぼすかも気になるところです。

漂白剤を使わずに茶渋をとる方法

実は、漂白剤を使わなくても、茶渋などを落とす方法はあるのです。私の祖母は、漂白剤を使わずにきれいに茶渋を取っていました。どうするのでしょうか？

答えは、「卵の殻を利用する」です。中身を使い終わった卵の殻を砕いて、それを茶渋のついた茶碗にこすり付けるのです。すると、あら不思議、茶渋がきれいに取れるのです。

これはおそらく殻の膜に含まれる酵素と殻の炭酸カルシウムの力によるものと考えられます。酵素が茶渋の成分を分解して、炭酸カルシウムが物理的に擦りとることで、こびりついた茶渋をとることができるのだと思います。まさに〝おばあさんの知恵袋〟です。ぜひ一度試してみて下さい。これならまったく安全ですし、お金もかかりませんから。

最近では、茶渋などの汚れを落とすのに、重曹（炭酸水素ナトリウム）を使っている人も増えているようです。重曹は食品添加物として認可され、胃薬にも使われているもので、安全性は高いといえます。

ふきんやまな板などの殺菌は、熱湯に入れることでできます。まな板が大きくて、お湯に浸せない場合は、湯沸かし器で熱めのお湯を出して、それで洗って下さい。だいたいの細菌は60℃前後で死んでしまいます。ですから、熱めのお湯で洗い流すことで、殺菌することができるのです。

あの恐ろしい病原性大腸菌O-157も、62・8℃で24秒間で死んでしまいます。

7章

ボディシャンプー「ビオレu」「ナイーブ」は肌にやさしいか

台所用洗剤と同じ成分が！

ボディシャンプーを使ったら、「皮膚がヒリヒリした」「肌がカサカサになった」「背中に吹き出物ができた」――こんなふうに感じている人も少なくないのではないでしょうか？　それもそのはずで、ボディシャンプーの多くには、手荒れを起こす台所用洗剤と同じ成分が使われているのです。

「泡立ちが悪い」「安全性に不安がある」「値段が高い」と、牛丼の宣伝ではありませんが、三拍子よくないことが揃っているはずのボディシャンプーなのに、なぜか売れています。日本石鹸洗剤工業会によると、２００７年の浴用固形石けんの生産量が５万２９５トンであるのに対して、洗顔・液体ボディ用洗浄剤は12万８７１７トン（うち液体ボディ用が83％前後）と、だんぜん多いのです。

「ワンプッシュで便利」「ボトルがおしゃれ」「いろいろ肌によさそうものが入っている」――おそらくこんな理由から、多くの人がボディシャンプーを買っているのだ思います。また、宣伝の力も大きいでしょう。

しかし、ボディシャンプーには、肌に悪い成分がたくさん含まれているのです。

「弱酸性」を強調する「ビオレu」

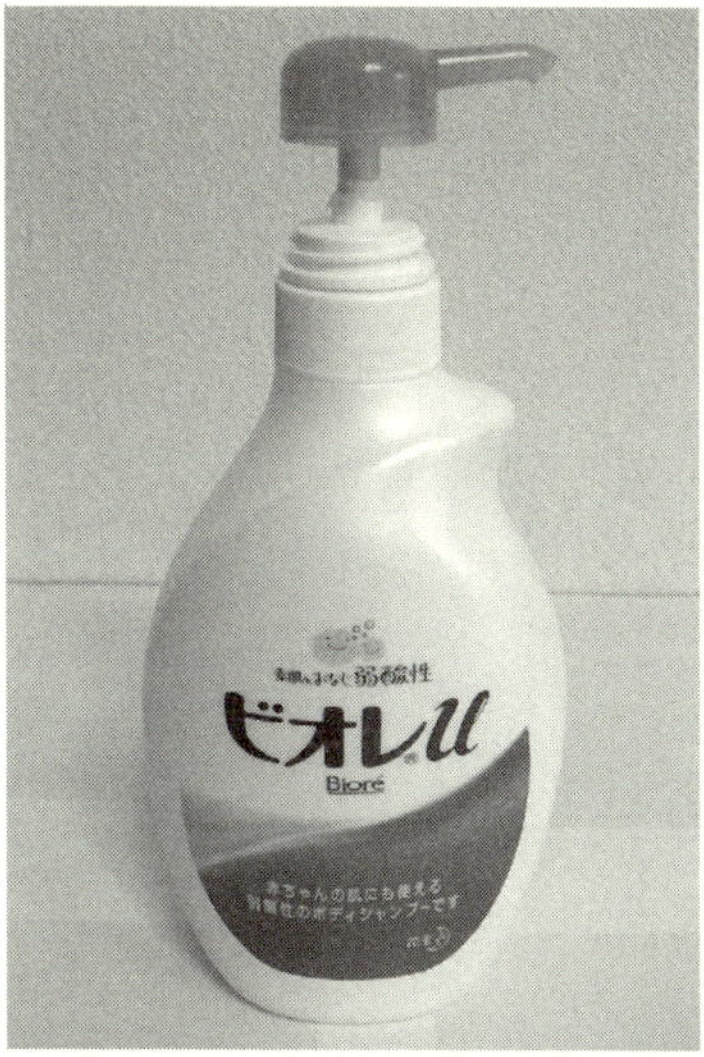

最もポピュラーな「ビオレu」（花王）や「ナイーブ　ボディソープ」（クラシエホームプロダクツ）、「ダヴ　ボディウォッシュ」（ユニリーバ・ジャパン）、「ミルキィ　ボディソープ　バウンシア」（牛乳石鹸共進社）、「サラ　ボディソープ」（カネボウ化粧品）など、実に様々な製品がドラッグストアやスーパーなどで売られています。

人気の高いボディシャンプーは、テレビCMも多い商品です。「ビオレママになろう、弱酸性ビオレ」という歌に合わせて、可愛いマンガのキャラクターが登場する「ビオレu」、小さな男の子がシャワーを気持ちよさそうに浴びる「ナィーブ」。これらのＣＭは、おそらく誰でも一度は見たことがあると思います。

「ビオレｕ」は、とにかく「弱酸性」を強調しています。ボトルには、「素肌と同じ弱酸性・赤ちゃんの肌にも使える弱酸性のボディシャンプーです」との表示。さらに裏面には、「洗い上がりはみずみずしい、すべすべの素肌に」「赤ちゃんのデリケートな肌もやさしく洗えます」などなど。

「肌にやさしい」ことをうたう一方で、あたかもアルカリ性の洗剤が肌に悪いと言っているかのようです。この「弱酸性」「赤ちゃん……洗えます」という言葉につられて買っている人も多いでしょう。

しかし、弱アルカリ性の石けん（脂肪酸ナトリウム）で洗っても肌が荒れるということはありません。石けんで洗うと、肌は一時的に弱アルカリ性になるのですが、皮脂や汗によって中和され、すぐ弱酸性にもどるからです。ですから、弱酸性の洗剤を使わなければならないということはないのです。

「ビオレｕ」の成分

「ビオレｕ」の成分は以下の通りです。

「水、アルキル（Ｃ11、13、15）リン酸Ｋ、ラウレス硫酸Na、デシルグルコシド、エタノール、カプリン酸グリセリル、ジステアリン酸グリコール、ラウラミドプロピルベタイン、ポリクオタニウム-39、ラウリン酸ポリグリセリル-10、コカミドMEA、PG、ラウリン酸、リンゴ酸、DPG、ラウレス-4、ポリクオタニウム-10、PEG-65M、クエン酸、安息香酸Na、メチルパラベン、EDTA-3Na、BHT、水酸化Na、香料」です。

これが、すべての成分で、多い順に書かれています。液状なので「水」が一番多いわけです。つまり、代金の多くは、「水」に費やされているということです。

後半のほうに、「リンゴ酸」「クエン酸」と書かれています。これらは酸の一種で、おそらくこれらが「弱酸性」を保っていると考えられます。それにしてもずいぶんいろんな成分が入っていることに驚かされます。

意外に知られていないことですが、ボディシャンプーは、化粧品の部類に入ります。化粧品は、薬事法で次のように定義されています。

「人の身体を清潔にし、美化し、魅力を増し、容貌を変え、または皮膚もしくは毛髪をすこやかに保つために、身体に塗擦、散布その他これらに類似する方法で使用されることが目的とされている物で、人体に対する作用が緩和なものをいう」（薬事法第2条）

ボディシャンプーは、「人の身体を清潔にし」「皮膚もしくは毛髪をすこやかに保つ」に当てはまるのでしょう。それにしても、「魅力を増し、容貌を変え」という表現には驚きます。確かに口紅などの化粧品は、容貌を変えるでしょうけれど……。ちなみに洗濯用洗剤や台所用洗剤は、雑貨品の部類に入ります。

「ビオレu」に含まれる台所用洗剤の成分

化粧品は薬事法の規制を受けていて、2001年からそれまでの指定成分表示から、全成分表示が義務付けられました。指定成分とは、アレルギーや皮膚障害、がんなどを起こす可能性があるため、厚生労働省が表示を義務付けていた化学物質で、100品目以上あります。

全成分の表示が義務付けられるようになって、ようやく消費者は自分が使っているボディシャンプーにどんな成分が含まれているのか、すべてを知ることができるようになったのです。その反面、どれが指定成分なのか、よく分からなくなってしまったという面もあります。

ところで、この章の冒頭で、「ボディシャンプーの多くには、台所用洗剤と同じ成分が使われている」と書きましたが、実はそれは、台所用洗剤に最もよく使われているAES（アルキルエーテル硫酸エステルナトリウム）のことなのです。これは、「ビオレu」にも配合されています。

しかし、「それって、本当なの?」と首をかしげる人も多いかもしれません。どんなに「ビオレu」の成分表示をよーく見ても、そんな名称は見当たらないからです。

それもそのはずで、実は別の名称が使われているのです。前から3番目に、「ラウレス硫酸Na」と書かれていますね。「何だろう?」と思う人も多いと思いますが、実はこれがAESなのです。

AESにはいくつか種類があって、もっとも代表的なのがポリオキシエチレンラウリルエーテル硫酸ナトリウムです。ラウレス硫酸Naとは、このポリオキシエチレンラウリルエーテル硫酸ナトリウムのことなのです。それの略称、いわば業界用語なのです。

化粧品業界のカラクリ

ラウレス硫酸Naが、ポリオキシエチレンラウリルエーテル硫酸ナトリウムであることを知っている消費者は、おそらくほとんどいないでしょう。

なぜ、一般名ではなく、消費者にわかりにくい業界用語が使われているのでしょうか？　これにはちょっとしたカラクリがあるのです。

２００１年に化粧品の全成分表示が義務付けられた際に、化粧品の成分表示は、日本化粧品工業連合会が作成した「化粧品の成分表示名称リスト」を利用することになりました。

これは、化粧品の成分として使われている化学物質などをリスト化したものです。このリストには、化粧品の成分として使われている膨大な数の化学物質が含まれています。「こんなにも多いのか？」と、本当に驚かされます。

その中にＡＥＳも入っているのですが、このリストにある名称が、ラウレス硫酸Naという聞き慣れない言葉なのです。

おそらく化粧品業界と厚生労働省との間で、全成分表示を行なう代わりに、このリストの成分名での表示を認めるというやりとりがあったのでしょう。それにしても、消費者がよく知らない業界用語をあえて使うことに、消費者の目をごまかそうという意図が見え隠れしています。

実は、「ビオレｕ」には、もう一つ代表的な合成界面活性剤が含まれています。どれでしょうか？　後ろのほうにある「ラウレス‐4」がそれです。

これも業界用語で、正式名称は、ポリオキシエチレンラウリルエーテルです。何かに似ていませんか？　そうです。1章の「アタック」に含まれていたポリオキシエチレンアルキルエーテル（POER）の一種なのです。こうした合成界面活性剤も、隠れるようにして入っているのです。

「ナイーブ」の成分

「ビオレｕ」と並ぶ代表的なボディシャンプー「ナイーブ　ボディソープ」の成分も見て見ましょう。それは、次の通りです。

「水、ラウリン酸K、ミリスチン酸K、パルミチン酸K、PG、ラウレス硫酸Na、ジステアリン酸グリコール、ラウラミドプロピルベタイン、コカミドメチルMEA、コカミドMEA、ココアンホ酢酸Na、アルギニン、ヒドロキシプロピルメチルセルロース、ポリクオタニウム‐7、グアーヒドロキシプロピルトリモニウムクロリド、ラウリン酸、ミリスチン酸、パルミチン酸、グリコシルトレハロース、エチドロン酸4Na、BG、加水分解水添デンプン、モモ葉エキス、EDTA‐2Na、香料、赤227、黄4」

やはりラウレス硫酸Naが配合されています。

「ナイーブ　ボディソープ」には、「・植物性のアミノ酸せっけん素材を使用しているので　うるおいを守りながらさっぱり洗えて　ヌルつきません・たっぷり&クリーミィな泡が　デリケートなお子さまの肌もやさしく洗いあげます」という表示があります。

「ラウリン酸K」「ミリスチン酸K」「パルミチン酸K」は、確かに石けん成分、すなわち脂肪酸カリウムなのですが、そればかりでなく、実際にはAESもしっかり配合されているということなのです。

ラウレス硫酸Naは、このほか、「ダヴ　ボディウォッシュ」や「ラックス　ボディソープエクストラリッチ」、「ミルキィ　ボディソープ　バウンシア」、「サラ　ボディソープ」、さらには自然派を自称するサラヤの「ヤシノミのボディソープ」などにも配合されています。

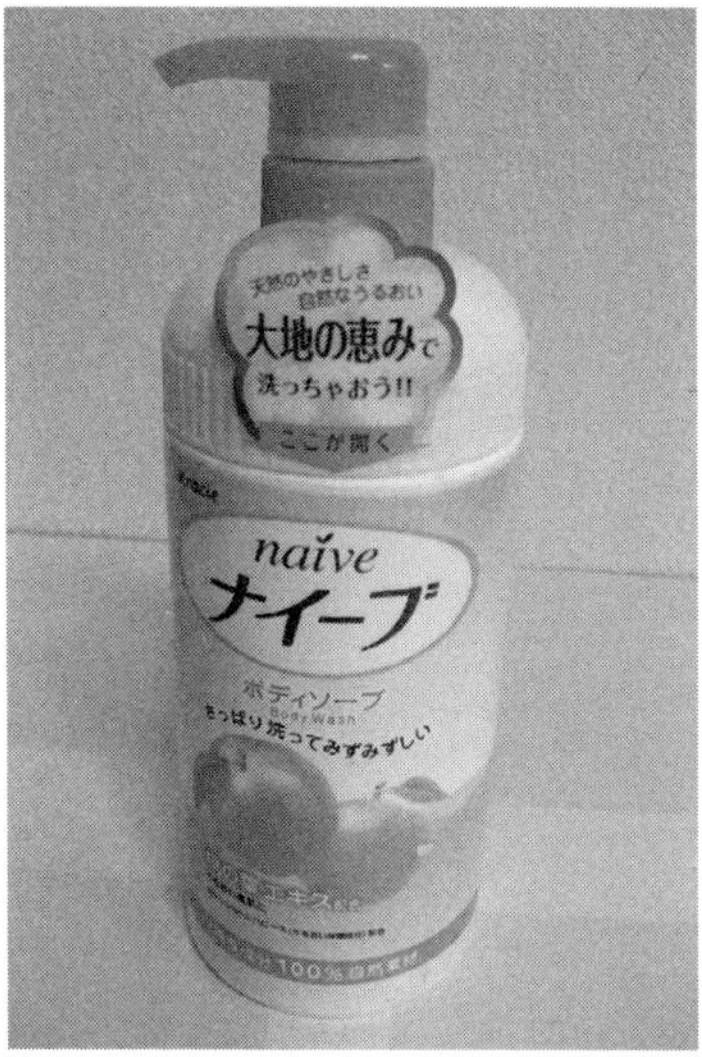

ラウレス硫酸Naの皮膚刺激性

5章で書いたように、AESには皮膚刺激性があります。その代表であるポリオキシエチレンラウリルエーテル硫酸ナトリウム＝ラウレス硫酸Naは、人間のテストで、皮膚に紅斑や強い刺激反応を起こすことが分かっています。80ページのAESのヒト29人に対する実験データは、実はポリオキシエチレンラウリルエーテル硫酸ナトリウムに関するものなのです。ここで問題になるのは、ボディシャンプーに含まれるラウレス硫酸Naの濃度です。

私は、これらのボディシャンプーについて、「週刊金曜日」２００７年10月19日号の「新・買ってはいけない拡大版」で取り上げたのですが、その際、花王やその他のメーカーに、ラウレス硫酸Naの濃度を問いただしました。しかし、どのメーカーも答えてはくれませんでした（この記事は、『新・買ってはいけない5』金曜日刊に収載）。

ボディシャンプーは、タオルやスポンジなどに原液をつけて、それで体を洗います。5章で書いたようにＡＥＳの場合、「濃度が１％付近の反復塗布」で皮膚刺激性があるので、ボディシャンプーにラウレス硫酸Naがそれ以上含まれていれば、皮膚に刺激を受けることになります。

「ビオレｕ」はラウレス硫酸Naが前から三番目に、「ナィーブ　ボディソープ」は六番目に書かれています。いずれも上位に書かれていることから、その量は少なくないと考えられます。

したがって、原液を肌につけた場合、皮膚が刺激される可能性は高いといえるでしょう。とくに肌がデリケートな人、あるいは皮膚アレルギーの人などは、影響を受けやすいと考えられますので、注意が必要です。

配合される指定成分

ラウレス硫酸Naを含む「ビオレｕ」や「ナイーブ　ボディソープ」、「ダヴ　ボディウォッシュ」、

「ラックス　ボディソープエクストラリッチ」、「ミルキィ　ボディソープ　バウンシア」、「ヤシノミのボディソープ」などには、そのほかにも皮膚を刺激する化学物質がいくつも使われています。

前にも書いたように、厚生労働省では、人によってはアレルギーや皮膚障害、がんなどを起こす可能性のある化学物質を「指定成分」として、表示を義務付けていました。２００１年に化粧品の全成分表示が義務付けられる前は、この指定成分のみが表示されることが多かったのです。

全成分表示になってからは、指定成分はほかの成分と同列に表示されるようになり、皮肉なことに消費者には分かりにくくなってしまいました。それでも、全成分表示がなされるようになって、すさまじい数の化学物質が配合されていることが分かったので、その点はとても良かったと思います。

ボディシャンプーに配合されている主な指定成分は、ＰＧ（プロピレングリコール）、ＢＨＴ（ジブチルヒドロキシトルエン）、ＥＤＴＡ（エチレンジアミン四酢酸）、安息香酸Na、パラベン、香料などです。

これらの指定成分は、ラウレス硫酸Naを含まないボディシャンプー――「植物物語　ハーブブレンド　ボディソープ」（ライオン）、「ソフティモ　ホワイトボディソープ」（コーセーコスメポート）、「ミルキィ　ボディソープ」（牛乳石鹸共進社）、「マシェリ　ボディー　シャンプー」（資生堂フィティット）など――にも配合されています。

指定成分の毒性

それらの指定成分の内容と毒性は、以下の通りです。

・プロピレングリコール

成分を溶かす溶剤で、各種の成分を溶かす目的で使われています。しかし、その液体をヒトの皮膚に塗布したところ、何人かの局所に刺激性を認めました（旧・環境庁環境化学物質研究会編『環境化学物質要覧』丸善刊）。

・BHT

成分が酸化して変質するのを防ぐために配合されていますが、発がん性が疑われています。マウスへの経口投与実験で肺がんが発生し、ラットへの二世代経口投与では肝臓がんの発生が増加したという危険な化学物質です（泉邦彦著『有害物質小事典』研究社刊）。

・EDTA

石けんカスができるのを防ぐものです。金属封鎖剤ともいいます。EDTA-2Na、EDTA-3Na、EDTA-4Naがありますが、これらはNa（ナトリウム）の数の違いです。

EDTA-2Naの場合、妊娠ラットに対して、1日に体重1Kg当たり0・04gを腹部に注射した実験では、胎児が死亡したほか、指の数が増える、尾が2本になる、全身が膨れるなどの奇形が発生しました（『第7版食品添加物公定書解説書』廣川書店刊）。

・安息香酸Na

成分が腐敗するのを防ぐ保存料です。食品の腐敗防止にも食品添加物として使われています。しかし、5％を含むえさをラットに4週間食べさせた実験で、すべてが過敏状態、尿失禁、けいれんなどを起こして死亡しました（谷村顕雄著『食品添加物の実際知識 第4版』東洋経済新報社刊）。

・パラベン

これも保存料です。メチルパラベンやエチルパラベンなどいくつかの種類がありますが、皮膚や眼に接触すると、強い刺激作用を示し、炎症や結膜と角膜の障害をもたらします。ヒトの精子をパラベンの0・1〜0・8％溶液に入れた実験では、30分以内に動きが止まり、生理活性が完全に失われました（前出『有害物質小事典』）。

ボディシャンプーに含まれるこれらの指定成分はPG以外は微量ですが、毒性の強いものが多いので、皮膚の細胞への影響が心配されます。また、毛穴や汗腺などからそれらが体内に入って示す毒性、いわゆる「経皮毒《けいひどく》」も心配されます。

経皮毒についてはまだ不明な点が多いのですが、もし、AESや指定成分などが体内に浸透して毒性を示した場合、各臓器や組織の細胞、神経、ホルモン、免疫などに影響がおよぶことが考えられます。

無添加石けんに切り換えよう

私はふだん無添加の石けんで体を洗っていますが、地方に出かけてホテルに泊まった時に、ボディシャンプーしか置いてないことがあります。そんな時、しかたなくそれを使うことがあるのですが、まず皮膚が刺激される感じを受けます。そして、洗ったあと、お湯でいくら洗剤を流しても、なかなか成分がきれいに落ちず、ヌルヌルしたような感じがとれません。

このヌルヌル感は、湯船に入って、肌を手で擦ってもなかなかとれません。そして、お風呂から出たあと、体全体が熱を帯びたような感覚になることがあります。5章で、台所用洗剤の「ジョイ」を溶かした水に手を浸したところ、甲がヒリヒリして、その後熱を持ったような感覚になったと書きましたが、それが全身で起こっているような感じです。

ある意味、これは当然なのかもしれません。「ジョイ」と同じくAESがボディシャンプーにも含まれているのですから。

ボディシャンプーを使っていて、「肌がヒリヒリする」「カサカサする」「吹き出物ができた」などで悩んでいる人は、ぜひとも石けんに切り換えて下さい。おそらく、そうした肌トラブルが改善されると思います。ただし、無添加の石けんを使うようにして下さい。

先日、家でいつも使っている無添加石けんがたまたまなくなってしまい、しかたなくライオンの「植物物語」という固形石けんで体を洗いました。すると、いつもは感じることのないチクチクするような刺激を感じました。

その製品の成分は、「石けん素地、パルミチン酸、香料、ラフィノース、ラウリン酸、エチドロン酸、水、ＥＤＴＡ-２Na、酸化チタン」となっていました。これらのうち、香料とＥＤＴＡ-２Naは、指定成分です。おそらくそれらが皮膚を刺激したのでしょう。

無添加の石けんの場合、成分はほとんどが脂肪酸ナトリウムであり、指定成分は含まれていません。そのため、皮膚への刺激がありません。スーパーやドラッグストアなどで、シャボン玉石けん（本社・北九州市）などの無添加石鹼が手ごろな値段で売られていますので、それらを使うようにして下さい。

8章

薬用ボディシャンプーは使ってはいけない

全身を殺菌

「汗の臭いが気になるので、薬用ボディシャンプーを使っている」という人がいると思います。「夏場だけ使っている」という人もいるでしょう。

ふつうのボディシャンプーは、体を洗うためのものですが、薬用ボディシャンプーは、全身を殺菌するためのものです。殺菌して、汗臭さや体臭を防ごうというわけです。

資生堂の「シーブリーズ　ボディシャンプー　クール&デオドラント」には、「汗のニオイをしっかりおさえて、すっきり爽快感が持続する薬用ボディシャンプー」と表示されています。ライオンの「キレイキレイ　せいけつボディソープ」には、「高いデオドラント効果で、汗や体のニオイをしっかり防ぎます」とあります。

汗が臭うのは、それに含まれる脂質やタンパク質などを、皮膚に存在する細菌（皮膚常在菌）が分解して、臭い成分を作るからです。そこで、ボディシャンプーに殺菌成分を配合して、それらの細菌を殺してしまおうというのが、薬用ボディシャンプーです。

これらは医薬部外品です。医薬部外品は、薬事法で次のように定義されています。

「次の各号に掲げることが目的とされており、かつ、人体に対する作用が緩和な物であって器具機械でないもの、およびこれらに準ずる物で厚生労働大臣の指定するものをいう」（薬事法第2条）。その各号とは、「1．吐き気その他の不快感または口臭もしくは体臭の防止。2．あせも、ただれ等の防止。3．脱毛の防止、育毛または除毛。4．人または動物の保健のためにするねずみ、はえ、蚊、のみ等の駆除または防止」です。

薬用ボディシャンプーは危険

薬用ボディシャンプーは、「体臭の防止」ということで、医薬部外品に該当するのでしょう。

医薬部外品については、2006年4月から、業界の自主基準として、全成分表示が行なわれるようになりました。それまでは指定成分を表示すればよかったのですが、化粧品や医薬品が薬事法で全成分の表示が義務付けられているのに、医薬部外品だけそうでないのは不合理ということで、こうなったのです。

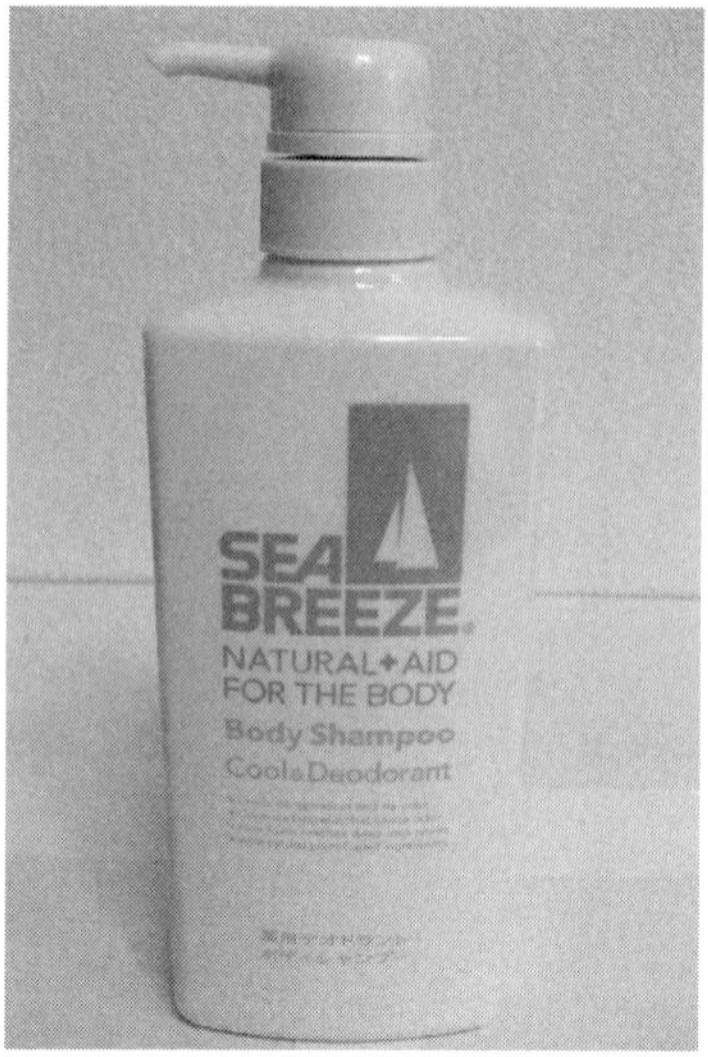

薬用ボディシャンプーは、「体臭の防止」のために、全身の皮膚を殺菌するわけですが、実はこれはとても危険なことなのです。第一に、殺菌成分には毒性があり、人間の体にも悪影響をおよぼす可能性があります。第二に、皮膚常在菌（113ページ参照）を殺してしまうと、皮膚が無防備な状態になって、病原菌の感染を受けやすくなってしまうのです。

薬用ボディシャンプーには、強力な殺菌剤が配合されています。陽イオン系の合成界面活性剤の一種で、逆性石けんの成分でもある「塩化ベンザルコニウム」や消毒剤の「イソプロピルメチルフェノール」などです。

例えば、「シーブリーズ ボディシャンプー クール&デオドラント」の成分は、次の通りです。

「塩化ベンザルコニウム、ユリエキス、ラベンダーエキス（1）、シラカバエキス、l-メントール、精製水、ラウリルジメチルアミノ酢酸ベタイン、ミリスチン酸、ラウリン酸、水酸化カリウム、プロピレングリコール、ラウリルアミノジ酢酸ナトリウム液、ジステアリン酸エチレングリコール、ヤシ油脂肪酸ジエタノールアミド、ジブチルヒドロキシトルエン、エデト酸二ナトリウム、1,3-ブチレングリコール、キャンデリラロウ、エタノール、フェノキシエタノール、香料」

塩化ベンザルコニウムの毒性

ずいぶんいろいろな成分が含まれていますが、塩化ベンザルコニウムがトップに書かれています。化粧品の場合、配合量の多い順に表記されますが、医薬部外品は必ずしもそうとはかぎりません。

それでも最初に書かれているということは、かなりの量が含まれているのでしょう。つまり、この製品で体を洗うということは、塩化ベンザルコニウムを全身に塗りたくるということなのです。

塩化ベンザルコニウムは、細菌の細胞壁や細胞膜に結合して、膜の透過性を変化させたり、細胞外層を破壊することによって、細菌を殺します。黄色ブドウ球菌やチフス菌などの細菌のほかに、カビや酵母にも効果があります。

殺菌力が強いだけに、毒性も強く、経口暴露によって、吐き気、下痢、筋肉の麻痺、中枢神経の抑制などを引き起こします。

また、塩化ベンザルコニウムの水溶液は0・1％以上の濃度で眼（結膜）などの粘膜組織や皮膚を強く刺激します。塩化ベンザルコニウムを含む床用洗浄液を使用後、室内に残った成分への暴露によって、アレルギー性ゼンソクが発症した事例が知られています（前出の『有害物質小事典』）。

おそらくこの製品で体を洗えば、塩化ベンザルコニウムによって全身の皮膚が刺激され、ヒリヒリしたり、熱をもったような感じになると思います（私も試しに一度使ってみようかとも思うのですが、怖くて使うことができません）。また、ゼンソクのある人は、発作を起こすかもしれないので要注意です。

皮膚を刺激する指定成分

さらにこの製品には、多くの指定成分が含まれています。塩化ベンザルコニウムも指定成分の一つですが、このほか、プロピレングリコール、ジブチルヒドロキシトルエン、エデト酸二ナトリウム、香料なども指定成分です。

これらが複合的に皮膚に作用するのです。何も刺激を受けないほうが不思議です。いつも使っている人は刺激を受けても、それが当然なことと思って、あまり気にしていないのでしょう。おそらく肌がデリケートな人は、かなりの肌トラブルを起こすと考えられます。

一方、「キレイキレイ　せいけつボディソープ」や「メンズビオレ　ボディウォッシュ」（花王）に使われている殺菌剤は、イソプロピルメチルフェノールです。

これも殺菌力がひじょうに強く、病院などで消毒に使われているクレゾールよりも殺菌力が強いとされます。それだけ毒性も強く、創傷粘膜には刺激性があります。皮膚に傷があったり、荒れていた場合、これらの薬用ボディシャンプーを使うと、かなり刺激があると考えられます。

傷などがない場合でも、肌がデリケートな人では、皮膚が刺激されてヒリヒリしたり、肌が荒れるということが考えられます。

さらにこれらの製品には、ジブチルヒドロキシトルエン、安息香酸塩、エデト酸塩、香料などの指定成分が含まれています。これらの製品で全身を洗うということは、「刺激性のある化学物質を全身にぬりたくることだ」、ということを忘れないで欲しいと思います。

水虫薬を含むボディシャンプー

持田ヘルスケアの「コラージュフルフル　リキッドソープ」という薬用ボディシャンプーがあります。これも、強力な殺菌力をもっています。

なにしろ、水虫薬に使われている薬品成分が配合されているのですから。

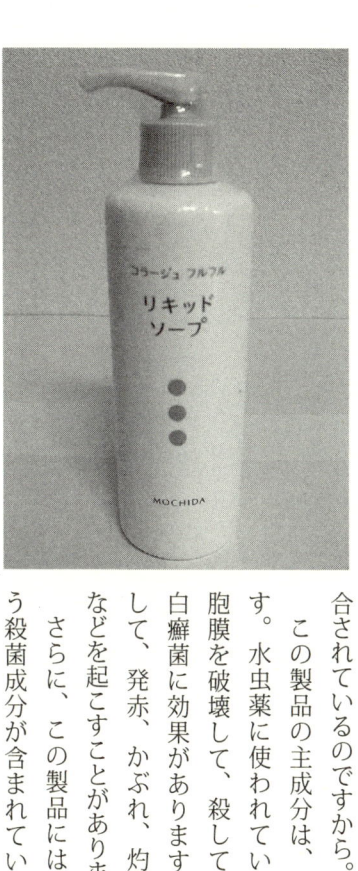

この製品の主成分は、硝酸ミコナゾールです。水虫薬に使われている成分で、真菌の細胞膜を破壊して、殺してしまいます。とくに白癬菌に効果があります。しかし、副作用として、発赤、かぶれ、灼熱感、かゆみ、疼痛などを起こすことがあります。

さらに、この製品には、トリクロサンという殺菌成分が含まれています。これは、環境ホルモン（内分泌撹乱化学物質）の疑いのあるＰＣＢ（ポリ塩化ビフェニール）に化学構造が似た物質で、消毒液や薬用石けん、脱臭剤などに使われています。

しかし、トリクロサンを使った脱臭剤などによるアレルギー性接触皮膚炎の事例がたくさん報告されています。また、マウスを使った経口投与または経皮投与の実験では、肝臓や肺、脂肪組織、血液などへの吸収がひじょうに多く見られています。妊娠ラットへの経口投与実験では、胎児の骨化の遅れが観察されていて、投与量が比較的多くなると、流産や死産が増加しました（前出の『有害物質小事典』）。

この製品で全身を洗うということは、水虫薬を全身に塗りたくるということです。どうして水虫薬を全身に塗りたくらなくてはならないのでしょうか？　水虫は足などに発生して、痒くて不快なものです。しかし、その部分に水虫の薬をつけて、治療を行なえばいいわけです。

こんな殺菌力の強い、刺激性のある薬品成分を全身に塗ったら、皮膚が強い刺激を受けて、かぶれやかゆみなどを起こす可能性があります。また、トリクロサンの影響で、アレルギー性皮膚炎を起こしかねません。

皮膚バリアーが失われる

薬用ボディシャンプーで、全身を殺菌することはぜひ止めていただきたいと思います。殺菌成分が皮膚を刺激して、皮膚トラブルを起こす危険性があるほか、病原菌の感染が起こりやすくなってしまうからです。

人間の皮膚には、表皮ブドウ球菌などの皮膚常在菌が、通常1平方㎝当たり100万個程度存在しています。これらの皮膚常在菌は、皮膚と共生関係にあって、人間に悪さをすることはありません。むしろ、一種のバリアーとなって、皮膚を保護しているのです。

例えば、水虫やたむし、インキンなどの病原菌が皮膚に感染しようとした時、常在菌がその感染を防いでくれるのです。

ところが、薬用ボディシャンプーによって、これらの常在菌を殺してしまうと、バリアーがなくなってしまいます。その結果、病原菌の感染が起こりやすくなってしまうのです。したがって、この意味からも、薬用ボディシャンプーで体を洗うことは危険なのです。つまり、薬用ボディシャンプーは「使ってはいけない」のです。

夏場に汗の臭いや体臭がどうしても気になるという人は、こまめにシャワーを浴びたり、脇の下を湿ったタオルで拭くようにするなど、工夫《くふう》してみて下さい。

9章

シャンプーを使っていると、薄毛になる⁉

シャンプーが薄毛を作る⁉

最近、電車の中などで薄毛の人をよく見かけます。とくに女性に多く、髪を分けたところが薄くなって、白い地肌が見えるという人が少なくありません。そのためか、かつらが売れているようです。テレビでは、毎日女性用のかつらのＣＭが流されています。

男性も薄毛や〝ハゲ〟で悩んでいる人は多いようで、テレビでは植毛や毛生え薬のＣＭが頻繁に流されています。

髪の毛が薄くなる原因はいくつかあると思いますが、私はその原因の一つが、「シャンプーに含まれる合成界面活性剤の影響ではないか？」と考えています。

毛髪は、毛根《もうこん》（皮膚の下にある毛の部分）にある毛母細胞によって作られます。ここで毛の細胞の一個一個が作られ、上に押し上げられるように伸びていくのです。

もし、この毛母細胞が化学物質の影響を受けて十分に働かなくなってしまったら、どうなるでしょうか？　毛の細胞は十分に作られなくなり、毛髪は育たなくなってしまいます。その結果、全体的に髪の毛は薄くなってしまうでしょう。

また、毛根自体がダメージを受けて、脱落してしまえば、もう毛は作られなくなってしまいます。そうなれば、毛髪は確実に少なくなってきます。それが徐々に進めば、薄毛やハゲになってしまうでしょう。

合成界面活性剤は、浸透性が強く、毛穴から入り込んで毛母細胞に作用し、その働きを悪くすると考えられます。それが何年も続けば、毛母細胞へのダメージが蓄積されて、十分に毛髪を作らなくなるでしょう。また、毛根全体が破壊されて、なくなってしまうことも考えられます。そうなれば、確実に毛は少なくなり、地肌が見えるということになってしまいます。

これは、まだ「仮説」の域をでていないかもしれませんが、理屈からいっても十分起こりうることだと思います。

「メリットシャンプー」のレトリック

ドラッグストアやスーパーなどには、実に数多くのシャンプー製品がズラズラッと陳列されて

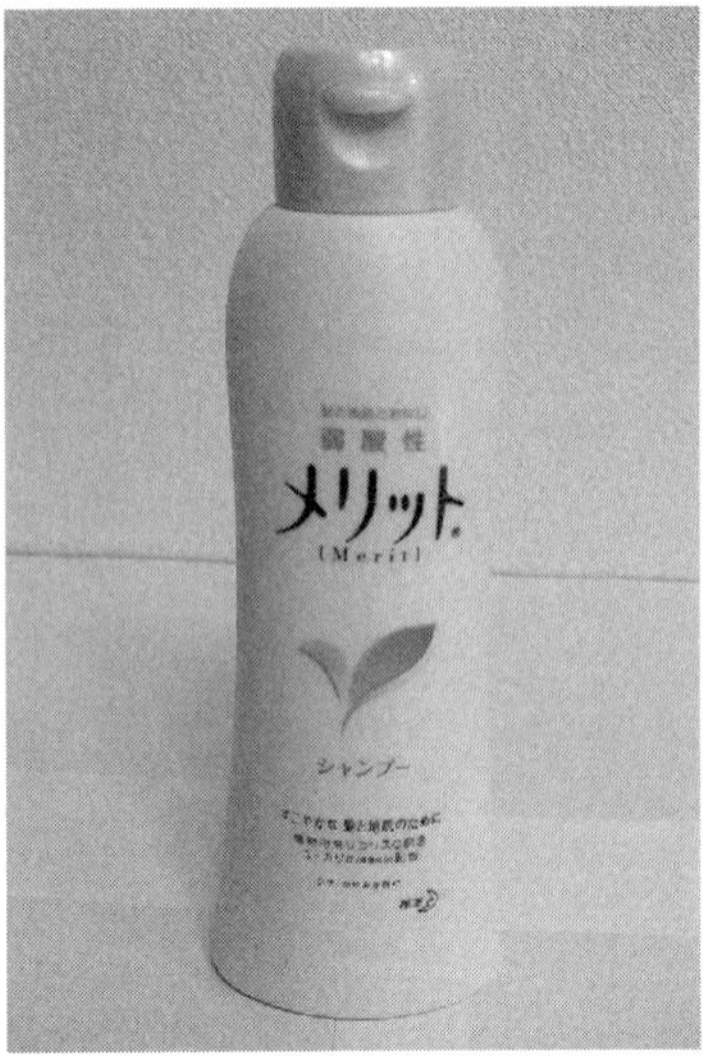

います。その代表格は、何といっても花王の「メリットシャンプー」でしょう。歴史が古く、シェアも大きいからです。

　発売当初は、ジンクピリチオンという殺菌成分を含んでいて、「フケ取り」を強調していましたが、現在それは含まれず、「フケ取り」もそれほど強調されていません。

　「メリット」は、「髪と地肌とおなじ弱酸性」と、ボディシャンプーの「ビオレu」と同じく弱酸性を強調しています。ボトルの裏には、「地肌をすこやかに保ち、根元からいい髪へ」「植物由来　リコリスC配合　地肌の生まれ変わりのリズムを整え、フケやかゆみを防ぎます」「ユーカリα（ユーカリエキス・有機フルーツ酸）配合　地肌にうるおいをあたえ、角質層を整えます」とあります。なお、リコリスCとは、グリチルリチン酸ジカリウムのこと。

　しかし、この説明はよく見ると、実に曖昧《あいまい》です。「すこやかに保ち」「いい髪へ」「地肌にうるおいをあたえ、角質層を整えます」とは、どういうことでしょうか？　何もしなくても、地肌はふつうすこやかなはずです。また、「いい髪」とはどんな髪でしょうか？　意味不明です。また、ふつう地肌は脂肪分や水分でうるおっていて、角質層も整っているはずです。まったく当たり前のことを、いかにも効果があるように書いているレトリックです。

「メリット」の膨大な成分

「メリット」の成分を見てみましょう。医薬部外品であるため、全成分が表示されていますが、その数たるや、すさまじい限りです。「どうしてこんなにたくさん化学物質を入れなくちゃならないの?」と首をひねらざるを得ません。読者の方も一つ一つ見るのが大変だと思いますが、いちおうすべて書き出します。

「グリチルリチン酸2K、精製水、ポリオキシエチレンラウリル硫酸アンモニウム(1E.O.)液、エタノール、ラウリルヒドロキシスルホベタイン液、ラウリン酸アミドプロピルジメチルアミノ酢酸液、ジステアリン酸グリコール、グリセリンモノイソデシルエーテル、ラウレス硫酸Na、POE(16)ラウリルエーテル、DL-リンゴ酸、ユーカリエキス、海藻エキス-1、ヤシ油脂肪酸エタノールアミド、濃グリセリン、POE(4)ラウリルエーテル、塩化Na、塩化トリメチルアンモニオヒドロキシプロピルヒドロキシエチルセルロース、PPG、水酸化カリウム液(A)、ポリビニルアルコール、水酸化ナトリウム液、BG、安息香酸塩、ステアルトリモニウムクロリド、青1、黄4、香料」

なんともすごい数です。以前、医薬部外品については、指定成分の表示だけでよかったので、表示されるのはごく一部の成分で、消費者もこんなに多く配合されていることは知りませんでした。

すべてが表示されるようになって、この膨大な数が初めてわかったのです。ただし、こうズラズラ成分を並べられても、何がなんだか分からない、というのが、消費者の正直な気持ちかも知れません。

地肌への影響

毎日「メリット」シャンプーを使っている人は、毎日これだけの成分を頭に振りかけているわけです。これらは、「ユーカリエキス」「海藻エキス」など一部は天然成分ですが、ほとんどは人工的に合成された化学物質です。

真中ぐらいに「ラウレス硫酸Na」とあります。ボディシャンプーにも含まれるAESの代表各である、ポリオキシエチレンラウリルエーテル硫酸Naのことです。これは皮膚に対して刺激性があるので、頭皮を刺激し、皮膚を荒らすと考えられます。安息香酸塩、青1、黄4、香料など、アレルギー性皮膚炎などを起こす可能性のある指定成分も含まれています。

実は、私も学生の頃、何もしらずに「メリットシャンプー」を使っていたことがありました。その頃、「フケがとれる」と盛んに宣伝していたので、それにつられて買ったのかもしれません。

しかし、フケがでなくなるということはありませんでした。少なくとも私の場合は。それからよく頭に油の固まったようなものができることがありました。洗っている時に頭皮に小さな傷ができて、そこにシャンプーの成分が浸透して刺激し、油がでてきて固まったのだと感じました。

それで、「メリット」を使うのを止めました。それ以後、油の固まりができることはなくなりました。

「ナイーブシャンプー」の成分

「メリット」と並ぶ代表的なシャンプー「ナイーブ」（クラシエホームプロダクツ）は、どうでしょうか？　ボトルには、「洗う成分１００％自然素材」とあります。そしてボトルの裏には、「〝天然のやさしさ　自然なうるおい〟」と、天然や自然を強調しています。

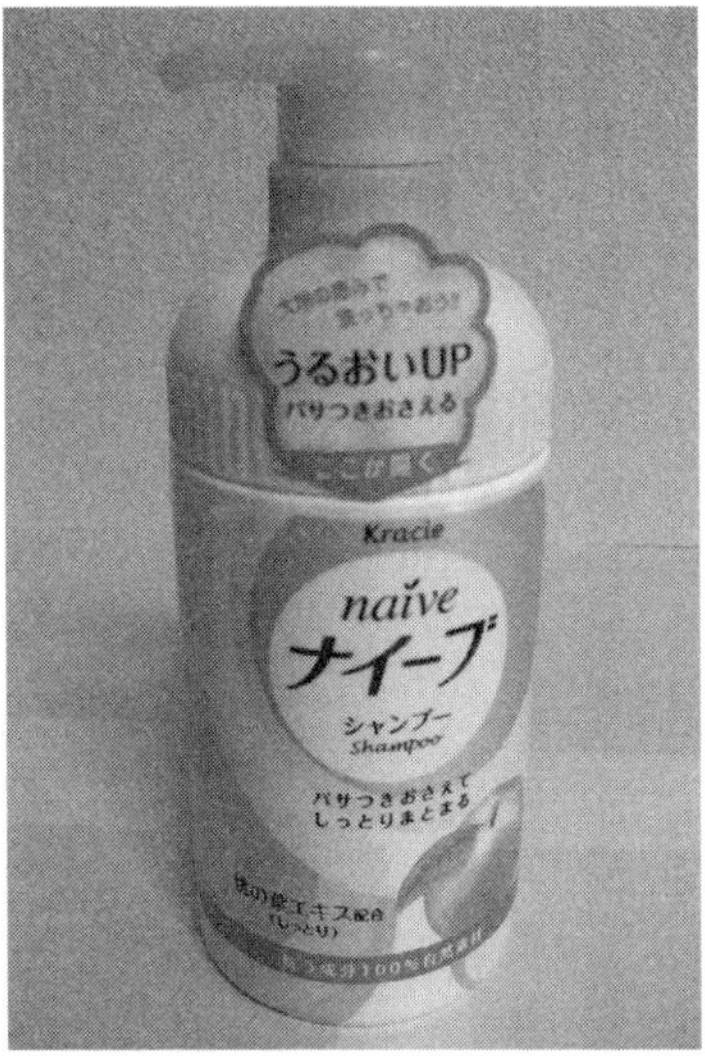

さらに、「自然の保湿成分配合でみずみずしくまとまりのある髪に仕上げます」とあり、その右に、「保湿成分　柿の葉エキス　桃果汁　グリコシルトレハロース」。「シャンプーが苦手なお子さんの髪も傷みがちなお母さんの髪もキメ細かい泡で丁寧に洗えます」とあり、その右に「植物性泡立ち成分」とあります。この植物性泡立ち成分は、「ラウロイルメチルアラニンNa」とのこと。

「柿の葉エキス」や「桃果汁」が、髪に保湿効果があるとは聞いたことがありませんが、本当なのでしょうか？　とにかく「天然」「自然」を強調している「ナイーブ」なのですが、実はあのラウレス硫酸Naがタップリ配合されているのです。

成分をみてみましょう。「メリット」ほどではないですが、なかなかの数です。

「水、ラウレス硫酸Na、コカミドプロピルベタイン、ラウロイルメチルアラニンNa、コカミドMEA、ジステアリン酸グリコール、ヤシ油脂肪酸PEG-7グリセリル、ジメチコン、モモ果汁、モモ葉エキス、グリコシルトレハロース、ポリクオタニウム-10、クエン酸、グアーヒドロキシプロピルトリモニウムクロリド、塩化Na、クエン酸Na、加水分解水添デンプン、グリセリン、エタノール、ラウリル硫酸Na、EDTA-2Na、安息香酸Na、香料」

「ナイーブ」は医薬部外品ではなく、化粧品に該当します。「毛髪をすこやかに保つ」（薬事法第2条）というわけです。ですから、含有量の多い順に書かれていますが、「水」の次に「ラウレス硫酸Na」とあります。これが、かなり多く配合されているようです。このほか、ラウリル硫酸Na、EDTA-2Na、安息香酸Na、香料などの指定成分も含まれています。

ラウリル硫酸Naは、合成界面活性剤のAS（アルキル硫酸エステルナトリウム）の一種です。ASは、代表的な合成界面活性剤で、シャンプーのほか、歯磨き剤などにも使われています。これについては、11章で詳しく触れます。

ツバキ油シャンプーは安全か

「ツバキ油を使ったシャンプーは、だいじょうぶですか？」という質問を時々うけます。「天然のツバキ油を使った製品なら安心なのでは？」と思う人も多いでしょうが、必ずしもそうとはいえないのです。

代表的な大島椿（東京都港区）の「大島椿オイルシャンプー」を見てみましょう。ボトルには、「ツバキ油（保湿・柔軟・保護成分）配合」「ツバキ石けん（洗浄成分）配合」「頭皮・毛髪に優しくリンス効果のあるシャンプー」と、魅力的な言葉が並んでいます。

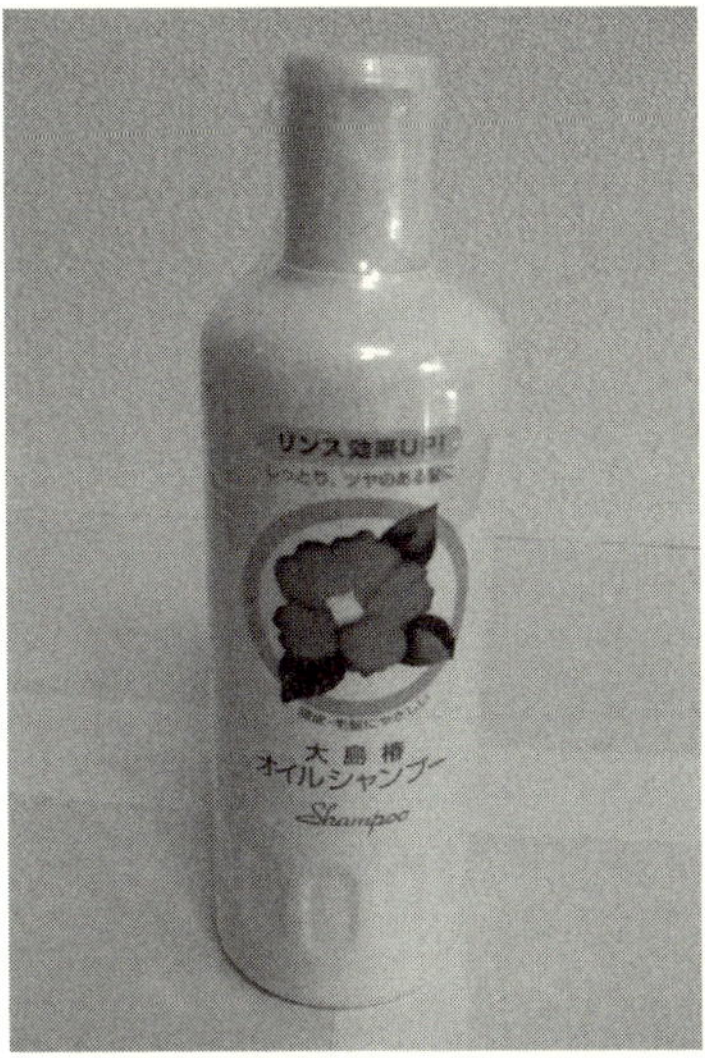

さらに、「ツバキ油（保湿・柔軟・保護成分）のリンス効果で髪をしっとりさせ、うるおいを保ちます」「きめ細かな泡立ちで泡切れはスッキリとし、フケ・カユミを抑える低刺激性シャンプーです」と、ツバキ油の効果を強調しています。こんなふうに書かれたら、たいていの人は「天然のツバキ油だから、安全で効果も高いんだ」と思ってしまうでしょう。

しかし、成分表示を見ると、天然成分ばか

りではないのです。成分は、「水、ラウレス硫酸TEA、ツバキ脂肪酸K、パーム核脂肪酸アミドプロピルベタイン、パーム核脂肪酸アミドDEA、塩化Na、ツバキ油、ポリクオタニウム-10、メチルパラベン、プロピルパラベン、EDTA-2A、香料」です。

ツバキ油は、その名の通りツバキの油で天然成分です。ツバキ脂肪酸Kは、ツバキ油から作ったカリ石けんです。これらは、天然成分といっていいでしょう。

しかし、そのほかの成分は、天然とはいい難いものです。水の次に多いラウレス硫酸TEA（トリエタノールアミン）は、合成界面活性剤の一種です。メチルパラベン、プロピルパラベン、EDTA-2A、香料は、いずれも指定成分です。

合成界面活性剤や多くの指定成分が含まれているので、地肌がデリケートな人は、肌トラブルを起こす可能性があるといえるでしょう。

合成シャンプーがキューティクルを破壊

この章の冒頭で、「シャンプーが薄毛の原因ではないか?」と書きましたが、合成界面活性剤や指定成分を含む市販のシャンプーが、髪の毛を傷つけ、毛根にダメージをあたえていることは間違いないようです。長年、合成界面活性剤の研究を行なっていた医学博士の坂下栄氏は、それまでの研究成果を自著『合成洗剤――買わない主義　使わない宣言』（メタモル出版刊）にまとめていますが、その中で、シャンプーが髪の毛にもたらすダメージの数々を紹介しています。

それによると、髪の毛は、表面をキューティクル（髪の毛を覆っているウロコ状の細胞。毛小皮）で守られているが、合成シャンプーを使っていると、そのキューティクルが破壊されてしまうといいます。

その証拠として、合成シャンプーで毎日洗髪しているという15歳女性の毛髪の電子顕微鏡写真を掲載し、「表層に20層もあるキューティクルが全くない。深部の毛髄質の糸状の細胞が見られ、それも枝のようにはねている」と解説しています。

その写真は、表面のキューティクルがなくなって、中の毛髄質がむき出しになり、その細胞が枝のように外に飛び出しています。

このほか、合成シャンプーで毎日洗髪の22歳女性は、「20層あるキューティクルが溶けて、変形してしまっている」、合成シャンプーで毎日洗髪の45歳男性は、「キューティクルが溶けて、落ちかけている」と、顕微鏡写真入りで、その悲惨な状態を紹介しています。

ラウレス硫酸Naなどの合成界面活性剤や指定成分などが、キューティクルの細胞を破壊するためと考えられます。

石けんシャンプーで髪が回復

さらに、坂下氏は次のように指摘しています。

「頭皮が常に合成界面活性剤の影響を受け続けているということは、頭皮の表面もまたボロボロになるということにほかなりません。

ボロボロになれば、そこにかさぶたができることになります。実は、このかさぶたが取れてしまうと、毛の基となる毛母細胞までいっしょにはがれてしまうこともありうるのです。

同時に毛髪そのものもキューティクルがはげ落ち、一本一本が細く弱々しくなっているわけですから、最後には毛根までやられてしまい、あえなく抜け落ちてしまうことになります。毛根がやられてしまえばもう髪の毛が再生することはありません」

前に、毛根や毛母細胞が合成界面活性剤によってダメージを受け、その結果、薄毛となり、地肌がみえるようになるのではないかという「仮説」を述べましたが、この坂下氏の指摘とその仮説は、まさしく一致しているのです。

「髪にいい」「地肌をすこやかに」「自然なうる

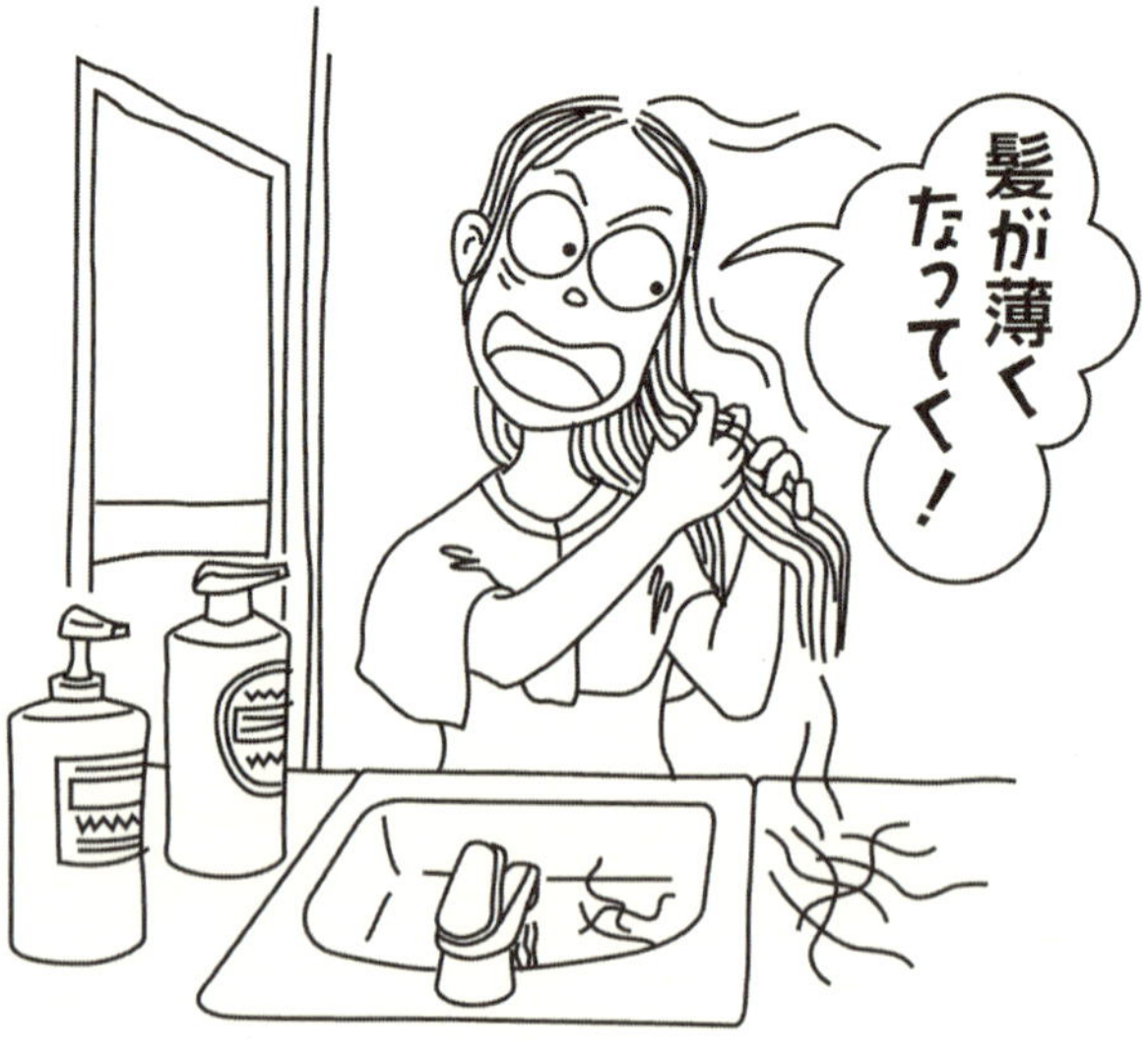

おい」などというキャッチコピーを信じて、「髪を健康に保つために」と毎日せっせと合成シャンプーで洗っていると、かえって髪や地肌がダメージを受けて、薄毛になってしまいかねないのです。

実際に私の周辺で、市販のシャンプーを使っていて毛が薄くなり、地肌が見えるようになってしまった中年の女性がいました。その人に私が石けんシャンプーを使うように勧めたところ、素直に従ったため、しばらくすると毛が濃くなって、地肌は見えなくなりました。

10章

リンスは効果があるのか

シャンプーとセットで

「髪をシャンプーしたあとは、必ずリンスを使う」という女性がほとんどだと思います。最近は、コンディショナーという名称で売られている製品もあります。

テレビCMなどによって、シャンプーのあとには必ずリンスを使うものとマインドコントロールされているのかもしれません。あるいはシャンプーすると毛髪が傷むので、それを補修するためにリンスが必要なのかもしれません。いずれにせよ、各メーカーにとっては、シャンプーもリンスも売れるので好都合です。

各メーカーでは、たいていシャンプーとリンスをセットで販売しています。「メリットシャンプー」には「メリットリンス」が、「ナイーブシャンプー」には「ナイーブコンディショナー」があります。

「メリットリンス」は医薬部外品で、その表示は、驚くほど「メリットシャンプー」に似ています。「髪と地肌とおなじ　弱酸性」「植物由来　リコリスC配合」「ユーカリα（ユーカリエキス・有機フルーツ酸）配合」とあります。

シャンプーとペアなので、徹底してそれにあわせているのでしょうか？　しかし、さすがに成分はだいぶ違います。

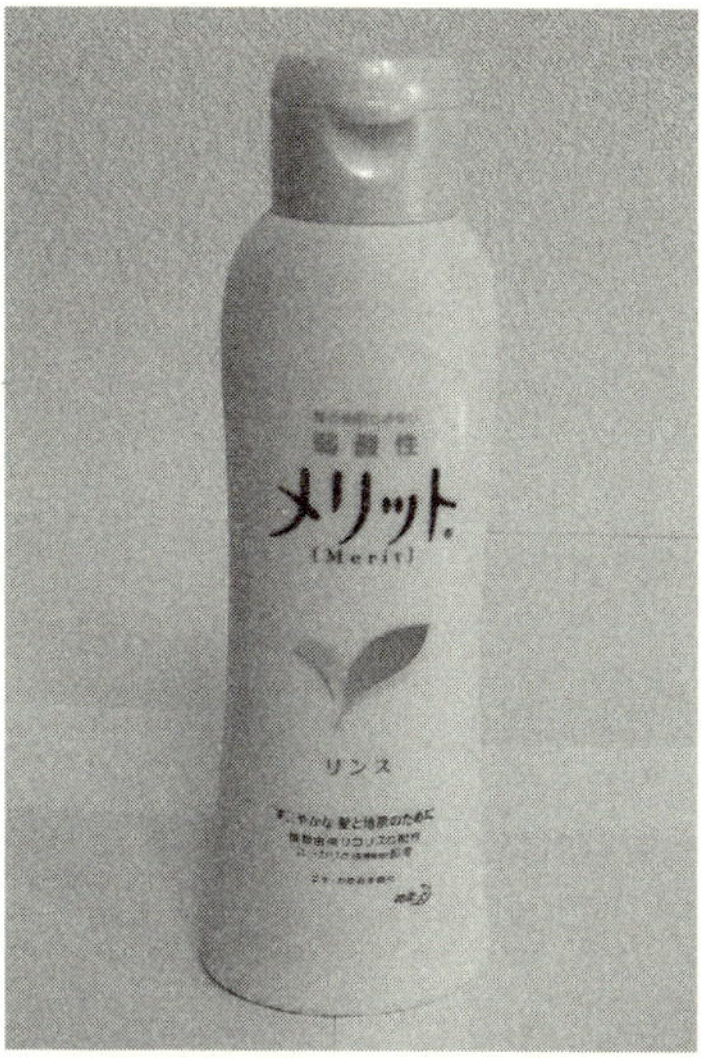

「メリットリンス」の成分

これもビックリするくらいの数なのですが、どんなものが配合されているのか知ってもらうために、全部書き出します。

「グリチルリチン酸2K、精製水、ステアリルアルコール、ジメチコン、N,N-ジメチルオクタデシロキシプロピルアミン乳酸塩、乳酸、海藻エキス-1、ユーカリエキス、ヒマワリ油-2、高重合ジメチコン-1、ベンジルオキシエタノール、パルミチン酸イソプロピル、アミノエチルアミノプロピルシロキサン・ジメチルシロキサン共重合体エマルジョン、ヒドロキシエチルセルロース、脂肪酸ジペンタエリスリチル-1、塩化ジアルキル（12〜18）、ジメチルアンモニウム液、イソプロパノール、BG、ステアルトリモニウムクロリド、塩化ジココイルジメチルアンモニウム、香料」

とにかくすごい数です。どうしてこんなにいろんな成分が必要なのか、不思議でなりません。しかも、化学合成物質がほとんど。天然成分は、「海藻エキス」「ユーカリエキス」「ヒマワリ油」ぐらいです。こんなにたくさんの化学物質を髪にふりかけて、逆に傷まないのかと心配になります。

「ナイーブコンディショナー」の成分

「ナイーブコンディショナー」の場合、いくつもの合成界面活性剤が配合されています。シャンプーの合成界面活性剤で髪や毛根はダメージを受け、さらにコンディショナーのそれでダメージを受けるわけです。これでは髪はたまったものではありません。

この製品の成分も膨大な数に上ります。それを知ってもらうため、またあえてすべてを書き出します。

「水、ベヘニルアルコール、ステアリルアルコール、ジメチコン、ベヘントリモニウムクロリド、ワセリン、シクロペンタシロキサン、モモ葉エキス、モモ果汁、グリコシルトレハロース、加水分解ダイズタンパク、加水分解水添デンプン、エタノール、ヒドロキシエチルセルロース、ＰＥ

G‐80水添ヒマシ油、セテス‐6、ラウレス‐2、ラウレス‐9、ラウレス‐4、ラウレス‐23、グリセリン、ステアリン酸PEG‐55、硝酸Mg、クエン酸、セトリモニウムクロリド、安息香酸Na、メチルクロロイソチアゾリノン、メチルイソチアゾリノン、メチルパラベン、香料」

「〝天然のやさしさ　自然なうるおい〟」「自然の保湿成分配合でみずみずしくまとまりのある髪に仕上げます」と、天然や自然を強調していますが、ほとんどは化学物質です。天然成分は、「モモ葉エキス」「モモ果汁」など一部にすぎません。

　この製品は化粧品に該当するので、配合量の多い順に書かれています。ですから、「水」が最初に書かれています。次にアルコールが書かれています。地肌に刺激をあたえて、爽快感をもたらすためでしょうか？

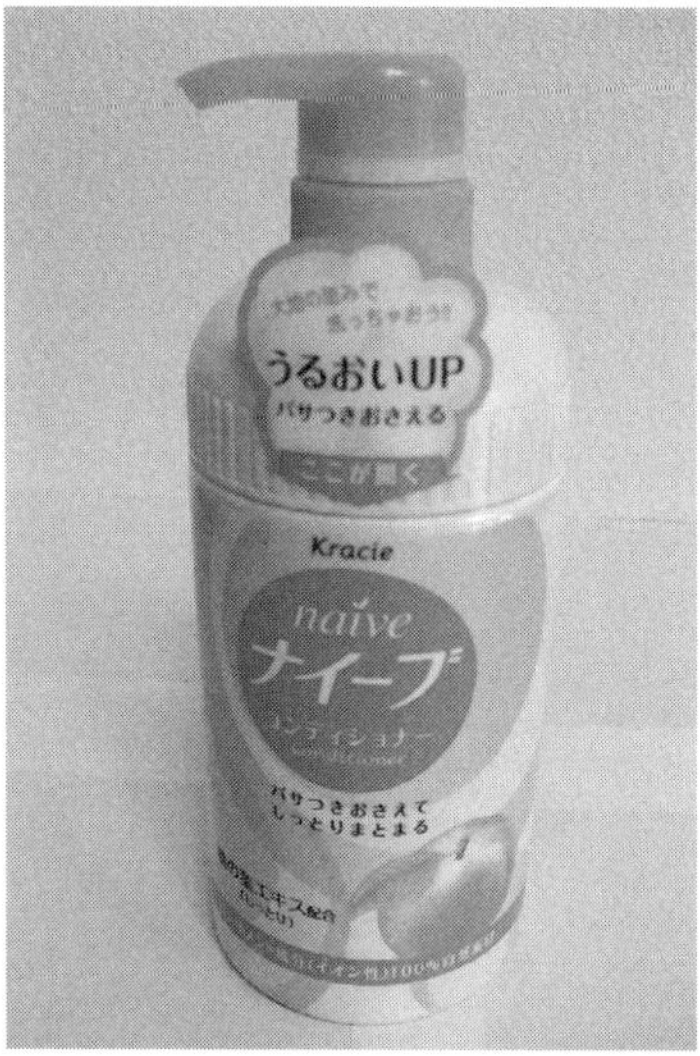

本当に効果はあるのか？

では、合成界面活性剤はどれでしょうか？実は真中よりやや後ろの「ラウレス‐2」「ラウレス‐9」「ラウレス‐4」「ラウレス‐23」がすべてそうです。7章で取り上げた「ビオレu」に含まれている「ラウレス‐4」と同類です。すなわち、POERの一種なのです。

「4とか、23とかの番号の違いは?」という疑問を持つ人がいるかもしれません。ちょっと化学的な話になるのですが、1章のPOERの化学式をもう一度見て下さい(35ページ)。そこに「n」というのがありますね。「4」や「23」という番号は、nの数値のことなのです。つまり、番号が大きいほど、(CH_2CH_2O)が多く連なっているということです。

このほか、安息香酸Naやメチルパラベン、香料などの指定成分も含まれています。「保湿成分、桃の葉エキス、桃果汁、グリコシルトレハロース」と表示されていますが、それらによる効果よりも、POERや指定成分による害のほうが大きいようにも思えるのですが、どうなのでしょうか?

この製品には、合成界面活性剤が多く含まれているためか、「適量を髪全体につけその後よくすすいでください」と書かれています。「よくすすぐ」ということは、成分をよく洗い流すということだと思うのですが、これで効果があるのでしょうか?

どうもうまい宣伝文句に惑わされて、多くの消費者がお金を無駄に使わされているように思えてなりません。

なお、石けんシャンプーで髪を洗った場合、石けんはアルカリ性なので、キューティクルが開いて、そのままでは髪がからみ合ってクシの通りが悪くなったり、こわばったりします。そこで、リンスの代わりに、食酢やレモン汁などの酸で、中和して下さい。クエン酸を主成分とした石けんシャンプー用リンスも売られています。

11章

歯磨き剤が、歯肉炎を起こす⁉

歯周病が多いのは、なぜ？

「いつも、歯磨き剤を歯ブラシにつけて歯みがきしている」――こういう人がほとんどだと思います。しかし、歯磨き剤を使っていることで、歯周病に陥《おちい》る結果になっているかもしれません。

日本人の歯周病（歯肉炎、歯周炎）の患者は多く、テレビでは「国民の8割が歯周病」などと、いかにも歯磨き剤会社が喜びそうなことを声高に言っています。これは、歯石がなく歯周組織が「健全」であるという20％以外の人をすべて歯周病ととらえた見方で、ウソではないのですが、ちょっと大げさな言い方です。

厚生労働省の「平成17年（2005年）歯科疾患実態調査」によると、歯周病（4㎜以上の歯周ポケットを持つ）の人の割合は、55～74歳で約50％、45～54歳で約43％、35～44歳で約25％という結果でした。歯周ポケットが「4㎜以上」というのは、けっこう深いですから、浅い歯周ポケットの人も含めれば、もっと多くなると思います。

どうして、みなさん熱心に歯磨きをしているのに、こんなに歯周病が多いのでしょうか？ おかしいと思いませんか。その一因は、「歯磨き剤をつけて磨くことにある」と、私は考えています。なぜなら、歯磨き剤を使うことで、磨く時間が短くなり、磨き方もおろそかになってしまうからです。そのため、歯と歯茎の間に歯垢《しこう》（プラーク）がたまり、歯周病の原因となっているのです。

歯磨き剤は必要なし

テレビでは、歯ブラシにタップリと歯磨き剤をつけて歯磨きをするCMが、今も変わらず流れています。歯磨き剤をたくさん使わせようという意図がみえみえですが、こうしたCMのせいで、歯磨き剤を使うのが当たり前のようになっています。しかし、本当は歯磨き剤は必要ないのです。

きちんとした治療や予防を行なう歯科医院へ行くと、歯のブラッシングを指導してくれますが、その際には歯磨き剤は使いません。少し小さめの歯ブラシが用意され、それで歯と歯茎の間を小刻みにブラッシングするという指導をうけます。本当はこれが正しい歯磨きなのです。

歯と歯茎にとって、大敵は「歯垢」です。歯垢は、食べかすや細菌、細菌の代謝産物からなり、歯と歯茎の間に沈着すると、細菌から毒素が出て歯肉炎を起こします。また、口臭の原因にもなります。

虫歯も、歯に付着した歯垢の中の細菌が、歯を溶かす酸を出すことで起こります。したがって、歯垢をいかにできなくするかが、歯と歯茎の健康にとって最も重要なのです。

歯磨き剤がブラッシングを妨害

歯垢を無くす方法――それは、食事の後に、歯と歯茎の間を小刻みに丁寧にブラッシングして、食べかすをすぐに取り除いてしまうことです。

こうすれば、歯垢はできず、歯肉炎は確実に防ぐことができます。同時に、歯をブラッシングすれば、歯に歯垢が付着することもなく、虫歯を防ぐこともできるのです。

私は、25歳の頃から歯磨き剤を使わないでブラッシングをしていますが、歯周病になったことは一度もありません。50歳を過ぎた今も、歯肉は引き締まり、きれいなピンク色をしています。

この〝個人的な体験〟は、おそらく一般にも当てはまると思います。

ところが、世の中のほとんどの人は、歯ブラシに歯磨き剤をつけて磨いています。その結果、歯垢を取るのが困難になってしまうのです。

歯と歯茎の間や歯に歯垢が付かなくするためには、かなり念入りにブラッシングをしなければなりません。私はたいてい30分くらいブラッシングをします。これはちょっと長すぎるかもしれませんが、少なくとも10分くらいは必要でしょう。

しかし、歯磨き剤を使うと、含まれる合成界面活性剤などによって歯茎や舌に刺激を感じるので、長時間ブラッシングをすることがなかなかできません。また、歯磨き剤を飲み込んでしまうのではないか、という不安もあります。「歯磨き剤を付けてるから、そんなに丁寧に磨かなくてもいいだろう」という変な心理も働きます。そのためブラッシングの時間が短く、いい加減になってしまいがちです。その結果、どうなるでしょうか？

答えは、明々白々です。歯と歯茎の間の歯垢は十分落とされることなく、そこで細菌が繁殖して、毒素が作られます。そして、毒素が歯茎を刺激して炎症を起こします。これが、歯肉炎や歯周炎、すなわち歯周病なのです。

「クリニカ」の成分

市販の歯磨き剤を使うと、歯茎や舌にひじょうに刺激を感じます。歯磨きのあと、「口をすすいでも、食べ物の味がよく分からなくなる」という人も多いと思います。いったいどんな成分が含まれているのでしょうか？

歯みがき剤の場合、洗濯用洗剤の「アタック」のようにダントツ商品というのがありませんが、ライオンの「クリニカ」やサンスターの「オーラツー（Ora^2）」などが代表的でしょう。

「クリニカ」は医薬部外品であり、効能・効果をうたうことができます。チューブの表面には、「かくれプラークまで、分解・除去　すみずみまでまっさらな歯に！」と大きく表示され、裏面には、効果・効能として、「・歯垢の除去及び付着予防・口内浄化・ムシ歯予防・歯を白くする」とあります。

さらに、「磨いても磨いても残ってしまう『かくれプラーク』は、ムシ歯／お口の不快感の原因に！　クリニカの『酵素Ｗａｓｈ！』」「酵素で洗い上げるから、歯のスキマの奥の奥まで届き、かくれプラークまで逃さず分解。すみずみまですっきり清潔、まっさらな歯、健康な口内に」。よほど「酵素」の働きに自信があるようです。

「プラーク」とは、歯垢のことです。ライオンも歯垢の除去が大切なことは分かっているようです。では、「クリニカ」の全成分を見てみましょう。

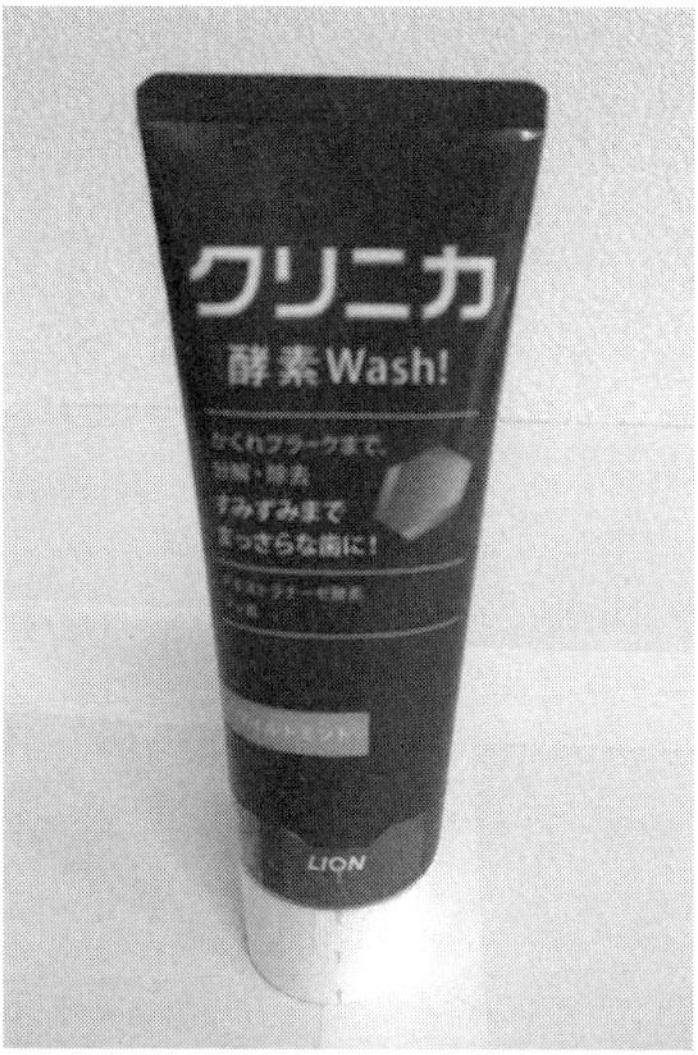

「・清掃剤…水酸化アルミニウム・湿潤剤…ソルビット液、ＰＧ・粘度調整剤…無水ケイ酸・発泡剤…2-アルキル-N-カルボキシルメチル-N-ヒドロキシエチルイミダゾリニウムベタイン、ラウリル硫酸Na、ラウロイルサルコシンNa・香味剤…香料（ペパーミントタイプ）、サッカリンナトリウム・薬用成分…モノフルオロリン酸ナトリウム、デキストラナーゼ・粘結剤…キサンタンガム・清涼剤…ｌメント

ール・清浄剤…炭酸水素ナトリウム・安定剤…DL-アラニン・保存料…パラベン」
シャンプーと同様に、よくもまあこんな数多くの化学物質を使っているものだ、と溜息がでそうです。本当にこんなに多くの化学物質を配合しなければ、歯垢はとれないのでしょうか？

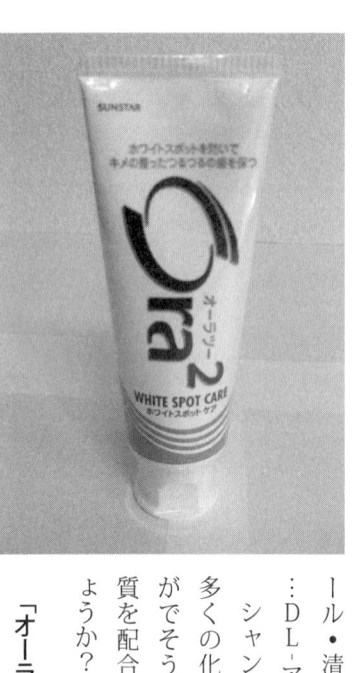

「オーラツー」「エチケット」の成分

「オーラツー」の成分も、「クリニカ」とよく似ています。全部書くと、また化学物質をズラズラと並べることになるので止めますが、発泡剤の「ラウリル硫酸塩」、薬用成分の「モノフルオロリン酸ナトリウム（フッ素）」、香味剤の「サッカリンナトリウム」、保存料の「パラベン」などは同様に含まれています。

違う点は、安定剤に「酸化チタン」、着色料に「グンジョウ」が使われている点です。しかし、中心的な役目を果たす成分は、だいたい同じです。

このほか、昔から売られている製品に、ライオンの「エチケット」という歯磨き剤があって、今も、ドラッグストアなどで売られています。その名の通り、口臭予防をうたった製品で、「いい息でブレスコミュニケーション」などとわけのわからないことが書かれています。口臭を毛嫌いする風潮が蔓延《まんえん》しているので、こうした製品に根強い人気があるようです（確かにひどい口臭は不愉快ではありますが、あまりにも神経質になって、毛嫌いするという風潮はいかがなものでしょうか?）。

この製品にも、「ラウリル硫酸Na」、「サッカリンNa」、「メチルパラベン、ブチルパラベン」が配合されています。

ラウリル硫酸Naは、代表的な陰イオン系の合成界面活性剤であるアルキル硫酸エステルナトリウム（AS）の一種です。ASの化学式は、図10のようになります。1章でアルキルについて説明しましたが、ラウリルとは、C（炭素）が12個連なったアルキルという意味です。ラウリル硫酸Naは、ASの中では、もっともポピュラーなものです。

図10　AS

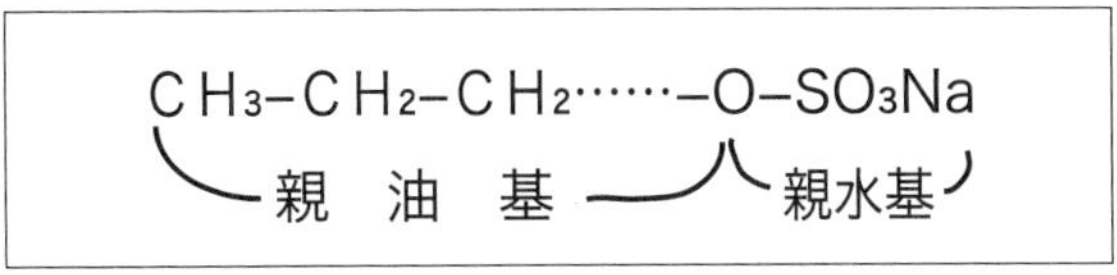

成分の安全性は?

一般にASはタンパク変性作用（タンパク質を壊す作用）が比較的弱いとされていて、そのため口の中の粘膜に触れる歯みがき剤にも使われているのです。しかし、それでもけっこう刺激を感じます。歯みがき剤を使った後、食べものの味が分からなくなるのは、ラウリル硫酸Naが味を感じる「味蕾《みらい》」の細胞に影響をおよぼすことが一因と考えられます。

このほか、注意すべきなのは、香味剤として使われているサッカリンナトリウムです。これは甘味料の一種で、食品添加物としての使用も認められていますが、発がん性が疑われています。

１９７０年代にサッカリンナトリウムに発がん性があるという情報がアメリカからもたらされました。サッカリンナトリウムを5％含むえさをラットに2年間食べさせた実験で、子宮がんや膀胱がんの発生が認められたというのです。そこで厚生省は、１９７３年4月にいったん食品添加物としての使用を禁止する措置をとりました。

ところが、その実験に使われていたサッカリンナトリウムには、不純物が含まれていて、それががんを発生させたという説が有力になりました。同省は、同じ年の12月に使用禁止を解除したため、再び使えるようになりました。

その後、１９８０年に発表されたカナダの実験では、サッカリンナトリウムを5％含むえさをラットに二世代にわたって食べさせたところ、二代目のオス45匹中8匹に膀胱がんが発生しました。しかし、食品添加物としての使用は禁止されず、いまも使われているのです。

それにしても、なぜこのような「グレー」な化学物質をあえて歯磨き剤に配合するのか、理解に苦しみます。甘味料なら、ほかにも安全なものがいくらでもあるはずです。それを使わずに、サッカリンナトリウムを使うのは、消費者の健康を軽んじているとしか思えません。

このほか、パラベンは指定成分なので、口内の粘膜がデリケートな人は、注意しなければなりません。

「クリアクリーン」の成分

「なんでも殺菌してしまおう」という変な風潮は、口の中にまでおよんでいて、口内を殺菌する薬用歯磨き剤なるものが売られています。代表格は、花王の「薬用クリアクリーン」で、殺菌剤の塩化ベンゼトニウムが配合されています。これは、8章の薬用ボディシャンプーに配合されている塩化ベンザルコニウムと同類の化学物質で、その作用も似ています。

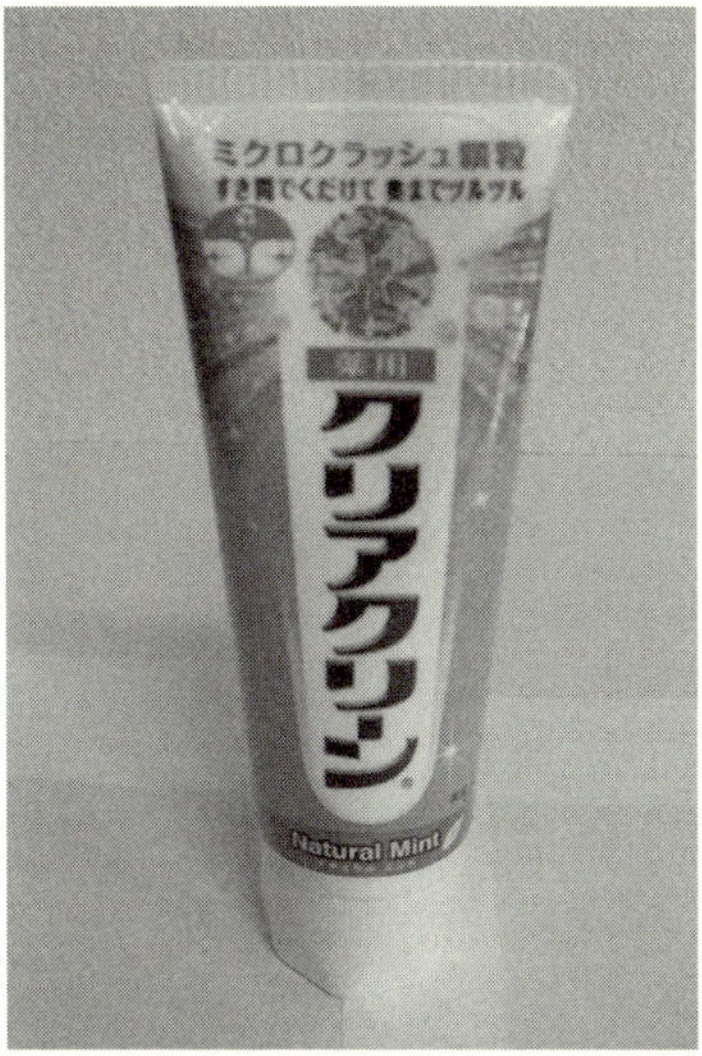

「すき間の奥の歯垢を落としてツルツルの歯に」「すき間で瞬時に細かくくだけるミクロクラッシュ顆粒新配合！」と、歯垢を落とすことを強調している点は、「クリニカ」と変わりません。

さらに、「フッ素配合。むし歯の発生と進行を防ぐ」「殺菌剤配合。原因菌を殺菌し、歯肉炎・口臭を防ぐ」とあります。成分は、次の通りです。

「湿潤剤：ソルビット液　清掃剤：CC顆粒a、無水ケイ酸、Zn顆粒a、炭酸カルシウム　薬用成分：ポリエチレングリコール、モノフルオロリン酸ナトリウム、塩化ベンゼトニウム　発泡剤：ラウリル硫酸ナトリウム　粘結剤：カルボキシメチルセルロースナトリウム　香味剤：香料（ナチュラルミントタイプ）、サッカリンナトリウム　着色剤：青色1号」

発泡剤の「ラウリル硫酸ナトリウム」が入っている点は、「クリニカ」や「オーラツー」と同じです。薬用成分のモノフルオロリン酸ナトリウム、香味剤のサッカリンナトリウムもしっかり入っています。保存料のパラベンは入っていませんが、塩化ベンゼトニウムが殺菌作用があるので、保存料の役目をしているのでしょう。

グレーゾーンの色素

ほかに、着色料の青色1号が入っています。合成着色料のタール色素の一種で、食品添加物にも認可されています。

タール色素は、最初コールタールを原料に化学合成されたため、その名がついていて、今は石油製品を原料に合成されています。青や赤、黄など数多くの色素があり、化粧品や医薬品、日用雑貨品などに幅広く使われています。

しかし、その化学構造から、発がん性や催奇形性（胎児に障害をもたらす毒性）などが疑われているものがたくさんあります。

青色1号も、その一つです。というのも、青色1号を2％、または3％をふくむ液1ミリリットルを、ラットに1週間に1回、94〜99週にわたって皮膚に注射した実験で、76%以上にがんが発生したからです。

ただし、これは注射による実験であって、口から摂取したり、皮膚に付着した場合とは異なります。そのため、今でも食品添加物としての使用が認められていて、また、歯磨き剤などにも使われているのです。

私は、「疑わしきものは使わず」の姿勢で望むべきだと思っていますので、こういう〝グレーゾーン化学物質〟を、口の中に入れる製品には使うべきでないと考えています。

ブラッシングが何より大切

薬用歯磨き剤で歯を磨くことは本当に必要なのでしょうか？　答えは、否です。前にも書いたように、歯周病と虫歯の予防には、歯磨き剤の付いていない歯ブラシで、丁寧にブラッシングすることが一番だからです。実は必要ないどころか、口内環境にとってはマイナスなのです。

口の中にはおよそ300種類の細菌（常在菌）が生息しているといわれます。それらは互いにバランスを保って、細菌叢を作り上げています。

そして、病原性の細菌が侵入しようとしてきた時に、それを撃退する役目を果たしているのです。8章で皮膚常在菌について書きましたが、それと同様なのです。その口内の常在菌を、薬用歯磨き剤に含まれる殺菌剤で殺してしまったら、どうなるでしょうか？

答えは明らかです。病原菌が口内に侵入して感染しやすくなってしまうのです。また、常在菌のバランスが崩れてしまうことで、歯周病や虫歯を起こす一部の細菌が増えてしまうこともあるのです。したがって、殺菌剤でやたらと口内の常在菌を殺してはならないのです。

この章の冒頭で、日本人の多くが歯周病にかかっていることを書きました。歯周病はけっこう怖い病気で、悪化すると歯を支えている歯槽骨《しそうこつ》が溶けてしまい、歯がぬけてしまいます。また、毒素が胃や腸に流れこんで、体に悪い影響をもたらします。

したがって、歯周病にならないように日頃から予防する必要があります。そのためには、歯と歯茎の間を小刻みにブラッシングして、歯垢をとるようにすることが、何より大切なのです。その際、歯磨き剤や薬用歯磨き剤を使う必要はないのです。

12章

「ガムデンタルリンス」「リステリン」はいらない

「ガムデンタルリンス」の殺菌成分

液体歯磨きなるものが売られています。代表格は、サンスターの「ガム・デンタルリンス」です。ふつうの歯磨き剤と違って、液を口に含んで「20秒ほどよくすすいでから吐き出して、そのままブラッシングする」という製品で、「歯周病菌とたたかう」と大きく表示されています。医薬部外品です。

前章で書いたように、歯周病は、歯と歯茎の間に残った食べかすが歯垢となり、そこに繁殖した細菌が出す毒素が歯肉に炎症を起こすことによって起こります。「ガム・デンタルリンス」は、殺菌成分のトリクロサンと塩化セチルピリジニウム（ＣＰＣ）がダブルの効果で、それらの細菌を除去することで歯周病を予防するといいます。

しかし、トリクロサンは有機塩素化合物の一種で、毒性が強いのです。８章で書いたように、これまでにトリクロサンを含む脱臭剤によって、人間がアレルギー性接触皮膚炎を起こしたというケースがたくさん報告されています。また、妊娠ラットへの経口投与実験では、胎児の骨化の遅れが観察され、投与量が比較的多い場合には、死産や流産が増加しました。

また、塩化セチルピリジニウムは、陽イオン系の合成界面活性剤の一種で、強い抗菌・抗カビ作用があり、ウエットティッシュやハンドクリーム、のどスプレー、トローチなどにも使われています。そのメカニズムは、細菌の表面に集まって細菌のタンパク質を変性させ、さらに細菌内に入り込んで酵素の働きを低下させ、細菌を不活性化させるというものです。

しかし、その作用は人間の粘膜細胞にもおよぶことになります。そのため人によっては、口やのどの刺激感やただれ、舌のしびれ、味覚異常、胃部不快感、吐き気、発疹、かゆみなどが現われることがあります。

答えてくれないメーカー

私は、「週刊金曜日」２００５年4月8日号の「新・買ってはいけない」で、「ガムデンタルリンス」を取り上げました。この製品は歯周病を予防するためのものですが、前章で書いたように、歯周病の予防には歯磨き剤をつけずに丁寧にブラッシングすることが何より重要で、こうした製品は必要ないし、かえってトリクロサンなどの殺菌剤によって、歯肉や口内粘膜が刺激されてよくないと考えたからです。

さらに、発がん性の疑いのあるサッカリンナトリウムも配合されているので、その点も問題でした。

その際、記事を執筆するに当たって、サンスターの担当者に、「ブラッシング以上に歯周病を防ぐ効果はあるのか？」「トリクロサンやサッカリンナトリウムなどに人体への悪影響はないのか？」などについて、文書で質問しました。

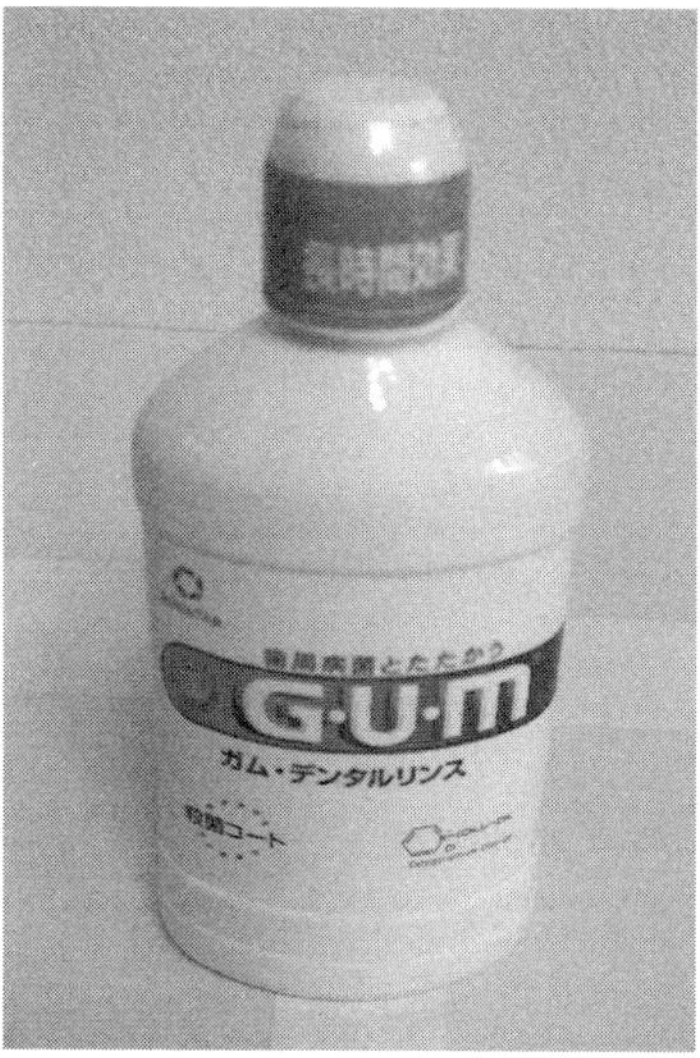

すると、担当者の答えは、「弊社からお答えしても、製品をネガティブに書かれることは目に見えているので、答えは差し控えたい」というものでした（この記事は、『新・買ってはいけない２００６』金曜日刊に収載）。

製品に自信を持っていれば、何と書かれようと自社製品の内容やメリットを堂々と主張すればよいと思うのですが、そうではありませんでした。担当者自身、必要性をそれほど感じていないのかもしれません。実際、全く必要ないのですが……。

刺激が強力な「リステリン」

企業というのは、いろいろ必要のない製品を作り出すもので、口内洗浄液もその一つです。代表格は、ジョンソン・エンド・ジョンソンの「リステリン」。一時期、「歯ブラシの届きにくい所まで99・9%殺菌」というテレビCMをさかんに流していました。

「リステリン」は医薬部外品で、「歯垢の沈着」「歯肉炎」「口臭」を予防するといいます。薬用成分は、1,8シネオール、チモール、サリチル酸メチル、l-メントール。

主成分の1,8シネオールは、ユーカリ属やその近縁植物の葉を蒸留して得られる精油で、強い殺菌・防腐作用があります。そのほかの薬用成分も殺菌作用があり、防腐剤や消炎剤などに使われています。

「リステリン」には、こんな注意表示があります。「刺激が強いので口中が荒れているような時は使用しないでください」「使用中にじんましん、息苦しさなどの異常があらわれた場合には直ちに使用を中止し」「特に、アレルギー体質の人や、薬などで発疹などの過敏症を経験したことがある人は、十分注意して」。

なんとも恐ろしげな注意表示です。こんな危険を冒してまで、なぜ口の中を殺菌する必要があるのか、理解に苦しみます。

「歯磨きに加え、適量(約20mL)を口に含み、30秒程すすいでから吐き出します」とあるので、試しに一度恐る恐る液を口に含んでみたことがありました。

すると、強烈な刺激で口内全体がしびれるように感じたので、たまらずすぐに吐き出さざるを得ませんでした。こんな刺激の強い製品を毎日使っている人がいるのかと思うと、不思議でなりません。

口内洗浄液はいらない

「リステリン」に含まれる薬用成分のサリチル酸メチルは毒性が強く、0・5、2・0%を含むえさをラットに2年間食べさせたところ、2%群では49週で全てが死亡し、0・5%群でも骨の過形成（組織が増殖した状態。腫瘍性と非腫瘍性がある）が認められました（『第7版食品添加物公定書解説書』廣川書店）。

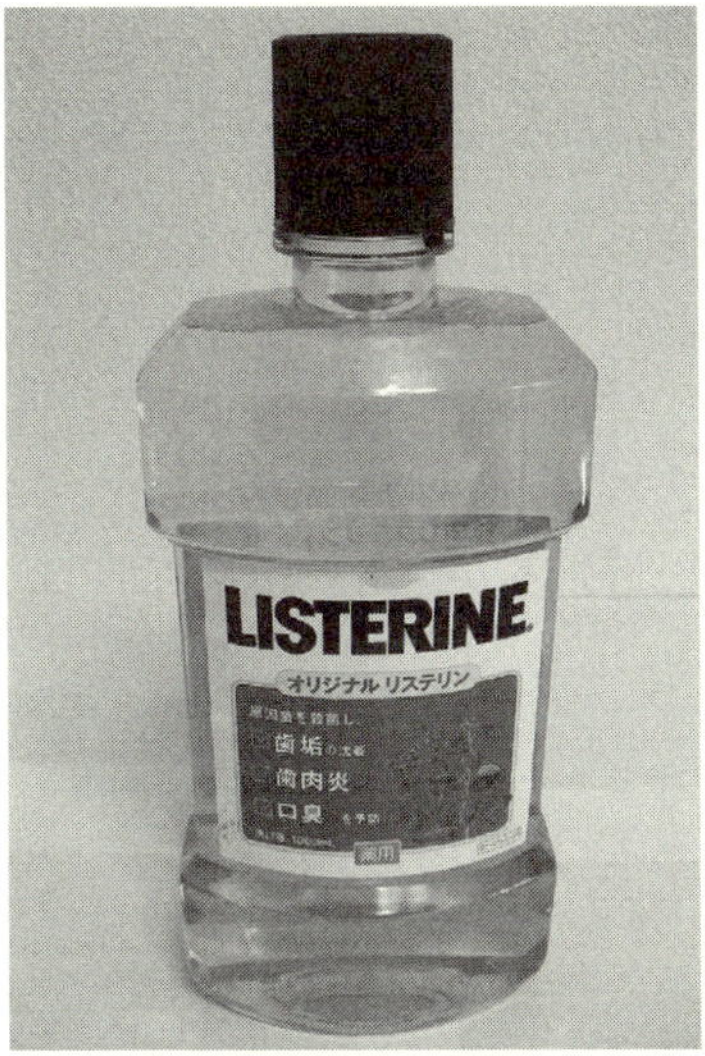

薬用成分以外でも、毒性の強いものがあり、pH調整剤の安息香酸ナトリウムは、5%を含むえさをラットに4週間食べさせたところ、すべてがけいれんや尿失禁などを起こして死亡しました（谷村顕雄著『食品添加物の実際知識第4版』東洋経済新報社刊）。

「リステリン」は、数種類ありますが、「フレッシュミント」には、薬用成分やpH調整剤のほかに緑色3号と黄色203号、「クールミント」には緑色3号、「ソフトミント」には黄色5号と青色1号などの安全性の疑わしいタール色素が使われています（11章参照）。

また、「ターターコントロール、ベターケア」には、歯石の沈着を予防するという塩化亜鉛（ジンククロライド）が含まれますが、これは、人間が触れたり飲み込んだ場合、皮膚熱傷や腹痛、咽頭痛、のどや胸部の灼熱感などを起こします（国際化学物質安全性計画・IPCSの国際化学物質安全性カード）。

「リステリン」を毎日使った場合、口内や食道、消化管の細胞が影響を受けるのは間違いないと考えられます。

「歯垢の沈着」「歯肉炎」「口臭」を防ぐためには、歯磨き剤をつけずに丁寧にブラッシングをすることが何より重要です。口内洗浄液を使う必要はありません。かえって口内をあまりにも殺菌してしまうと、常在菌を減らしてしまい、病原菌の侵入を受けやすくなってしまいます。

13章

薬用ハンドソープは必要なし

「薬用せっけんミューズ」の成分

「外から家に帰ってきたら、手を必ず洗う」という人は少なくないでしょう。手には病原性の細菌やウイルスが付着していることがあるので、それは大切なことです。とくに夏場は食中毒を起こす細菌が繁殖しやすく、また冬場は風邪を起こすウイルスが繁殖しやすくなるので、手洗いが必要です。

しかし、水道水で洗えば十分なのであって、殺菌成分を含む薬用ハンドソープや薬用石鹸を使う必要はありません。かえって肌が敏感な人の場合、手に刺激を感じたり、荒れたりすることがあるので注意しなければなりません。

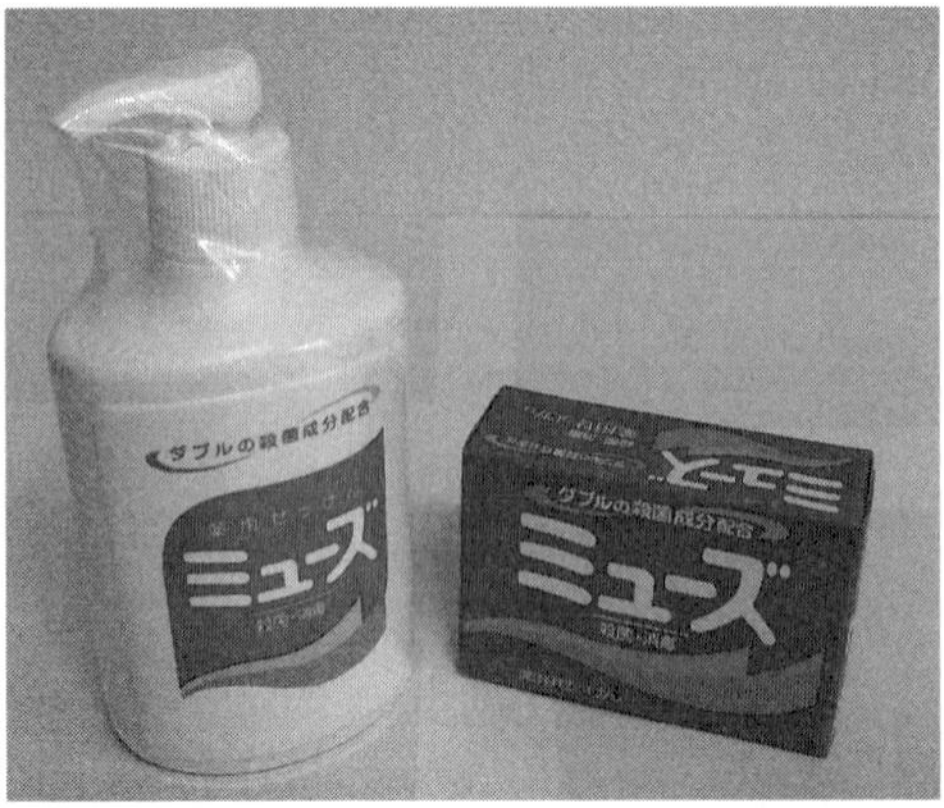

薬用ハンドソープは医薬部外品で、いくつか製品がありますが、代表的なP＆Gの「薬用石けんミューズ」（液体）の場合、トリクロサンという殺菌成分が含まれています。トリクロサンは、前章の液体歯磨きのところでも説明しましたが、有機塩素化合物の一種で、さまざまな毒性があります。また、指定成分の一つでもあり、人によってはアレルギー性の皮膚炎などを起こすことがあります。

そのほかにも、この製品には安全性の疑わしい化学物質がいろいろ配合されています。全成分は、次の通りです。

「有効成分：トリクロカルバン、トリクロサン／その他の成分：ポリオキシエチレンラウリルエーテル硫酸アンモニウム、ラウリル硫酸アンモニウム、ヤシ油脂肪酸エタノールアミド、ヤシ油脂肪酸、塩化トリメチルアンモニオヒドロキシプロピルヒドロキシエチルセルロース、濃グリセリン、ポリスチレンエマルジョン、エデト酸塩、クエン酸Na、無水クエン酸、パラベン、メチルクロロイソチアゾリノン、メチルイソチアゾリノン、ポリエチレングリコール、プロピレングリコール、塩化Na、黄色２０３号、赤色２０２号、香料、精製水」

「ミューズ」はいらない

驚くことに、大半が指定成分です。そのためか、いろいろな注意表示があります。「湿疹、皮膚炎（かぶれ・ただれ）等の皮膚障害があるときは、悪化させるおそれがありますので使用しないでください」「かぶれたり、刺激を感じたりしたときには、使用を中止してください」「目に入ったときには、直ちに充分洗い流してください」

いかに手の皮はじょうぶとはいえ、これだけあぶない化学物質を塗りたくられたのでは、さすがに悲鳴をあげるのではないでしょうか？　手の甲はけっこう敏感なので、注意表示にあるような肌トラブルを起こしている人もいると思います。

ならば、固形の「薬用石けんミューズ」ならいいのかというと、そうではありません。その成分は、「有効成分：トリクロカルバン、トリクロサン／その他の成分：無水クエン酸、パーム核油脂肪酸、エデト酸塩、酸化チタン、赤色２０１号、黄色２０３号、香料、精製水、せっけん用素地」と、やはりトリクロサンが含まれていて、エデト酸塩、赤色２０１号、黄色２０３号、香料などの指定成分も多いのです。皮膚がデリケートな人の場合、手荒れをおこしかねません。

「ナイーブ　ハンドソープ」はどうか？

「ミューズ」と並ぶ代表格「ナイーブ　薬用ハンドソープ」（クラシエホームプロダクツ）にも、トリクロサンが含まれています。

さらにこの製品には、香料、パラベン、EDTA‐2Na（エデト酸塩）、黄203、赤227などの指定成分が配合されています。香料は、人工的な強いにおいを発します。パラベンは防腐剤です。ハンドソープは液体のため、成分が腐りやすいので、それを防いでいるのです。EDTA‐2Naは、石けんカスができるのを防ぎます。

「ナイーブ　薬用ハンドソープ」には、こうした刺激性のある化学物質がいくつも配合されていて、手荒れをおこす可能性があります。そこで、私は、「週刊金曜日」2005年7月8日号の「新・買ってはいけない」で、「ナイーブ薬用ハンドソープ」を取り上げました。その際、カネボウホームプロダクツ販売（クラシエホームプロダクツの前身）の担当者は、文書で次のようにコメントしました。

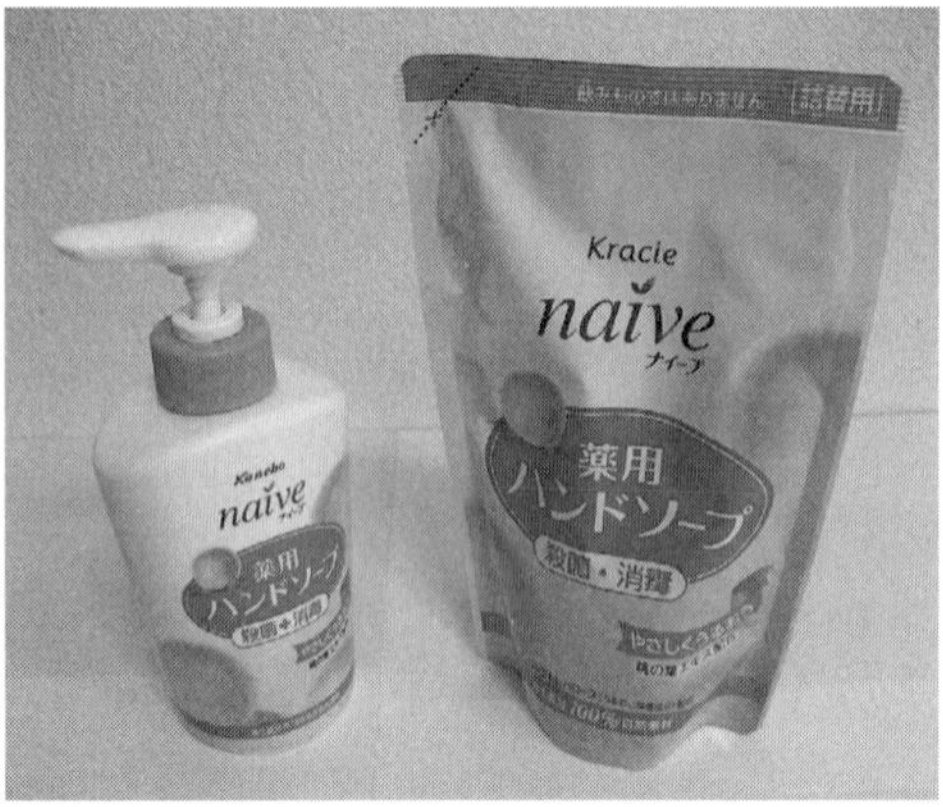

「本品は、人による十分な安全性試験を実施し、合格品として認められており、厚生労働省からその安全性を確認認可されております。当然ながら、常識的なご使用であれば毎日の手洗いでも手荒れの心配は有りません。本品に配合されている成分は、いずれも医薬部外品に配合が認めら

れている成分です。また、これらの成分を配合した製品について、過去に重篤な健康被害を及ぼした事の報告はありません。従いまして、これらの成分を部外品に配合することは、厚生労働省にも確認認可されており、問題ないと判断しております」

なかなかきちんとした、自信のこもった回答でした（この記事は、『新・買ってはいけない2006』金曜日刊に収載）。前章の「ガム・デンタルリンス」を販売しているサンスターの担当者とは、ずいぶん違いがあります。

しかし、この製品には、「お肌に合わない時また傷・皮フ炎（かぶれ・ただれ）・湿疹等皮フ障害のある時は使用しないでください」「使用中赤み・かゆみ・刺激等の異常が現われた時は使用を中止し皮フ科専門医等へのご相談をおすすめします」という注意表示があります。

人間はかなり個人差があって、肌が敏感な人の場合、殺菌成分のトリクロサンや指定成分などによって皮膚が刺激を受け、注意表示のような肌トラブルを起こすことがあります。私も、こうした薬用ハンドソープを使うと、手の甲がヒリヒリして、熱を帯びたような状態になります。

手を水道水で十分洗えば、細菌やウイルスを除去することができます。ですから、こうした刺激性のある製品をわざわざ使う必要はないのです。

「キレイキレイ」も必要なし

このほか、ライオンの「キレイキレイ薬用ハンドソープ」も、ドラッグストアなどでよく見か

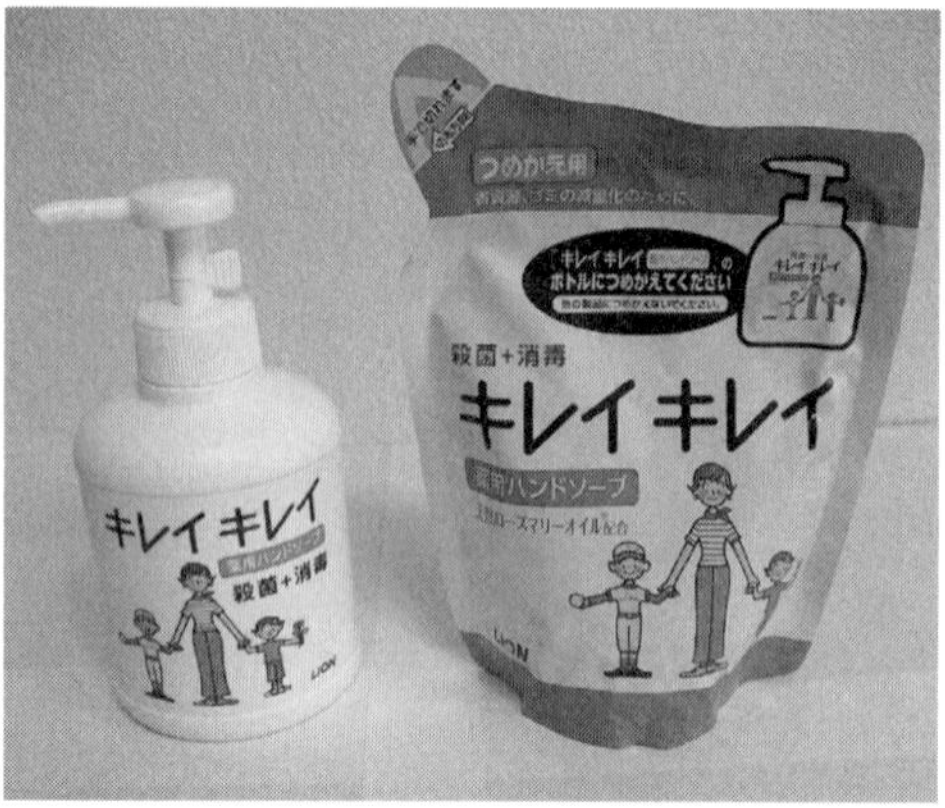

けます。この製品には、トリクロサンは含まれていません。殺菌成分は、イソプロピルメチルフェノールです。

これは、8章の薬用ボディシャンプーで取り上げた「キレイキレイ　せいけつボディソープ」にも配合されていたものです。殺菌力がひじょうに強く、病院などで消毒に使われているクレゾールよりも殺菌力が強く、創傷粘膜には刺激性があります。手に傷があったり、荒れていた場合、かなり刺激があるでしょう。

このほか、PG（プロピレングリコール）、香料、安息香酸塩、EDTA-4Na（エデト酸塩）、などの指定成分が含まれています。皮膚が敏感な人の場合、手荒れを起こす可能性があります。とくに、まだ皮膚の柔らかい幼児が使った場合、その刺激が心配されます。

どの薬用ハンドソープも、毒性の強い殺菌成分を配合し、さらに数多くの指定成分を含んでいるという点では共通しています。

食道やレストランなどのトイレには、必ずといっていいほど、こうした薬用ハンドソープが置かれています。しかし、これだけあぶない化学物質が含まれているのですから、安易な使用は止めた方が無難です。

水道水で洗えば十分

もともと薬用ハンドソープや薬用石けんを使う必要はないのです。手洗いは、水道水で行なえば十分だからです。

今の行き過ぎた清潔志向に警告を発している、東京医科歯科大学の藤田紘一郎名誉教授（感染免疫学）は、著書『バイキンが子どもを強くする』（婦人生活社刊）のなかで、こう指摘しています。

「普通の生活をしている限り、10秒間、流水の中で両手をすみずみまでしっかりこすりあわせれば、それで十分だ。ほとんどの細菌が洗い流されていく」

水道水の場合、雑菌の増殖を防ぐために塩素が溶けているので、それで殺菌もなされるのです。また、ウイルスも洗い流すことができます。もし、それでも不安だという人は、ふつうの石けんで手を洗うようにすればよいでしょう。

14章

消臭効果のない「消臭元」

「消臭元」に含まれる界面活性剤

「居間やトイレに消臭剤を置いている」という家庭は多いと思います。しかし、本当に効果があるのでしょうか？

消臭剤といえば、代表格は何といっても小林製薬の「消臭元」。そのネーミングとテレビCMによって、抜群の知名度があり、大きなシェアを占めています。

「消臭元」の成分は、「両性界面活性剤系消臭剤、香料、界面活性剤（非イオン、陰イオン）、色素」です。消臭効果のある成分は、「両性界面活性剤系消臭剤」です。「界面活性剤（非イオン、陰イオン）」は、香料を溶かすために使われていて、消臭とは関係ありません。

両性界面活性剤は、プラスとマイナスの電荷を持つ合成界面活性剤で、酸性またはアルカリ性の臭いの分子と結合し、中和して消臭するといわれています。しかし、不思議なことがあります。ボトルに入ったその成分が、いったいどうやって部屋の臭いを打ち消すのか、よくわからないのです。

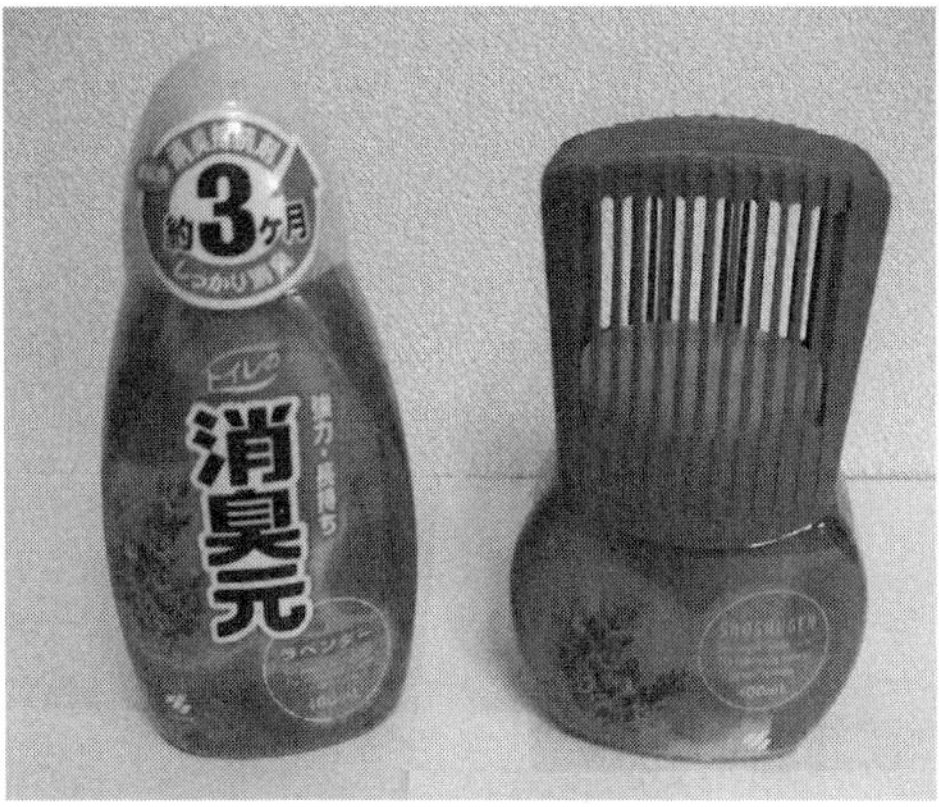

消臭剤のテレビＣＭで、臭いが消臭剤にあたかも吸い込まれるように描かれたものがありますが、あれはウソです。消臭剤には、空気を吸い込むチカラはありません。

「では、消臭成分が蒸発して、臭いを消すのでは？」と思う人もいるでしょう。しかし、それも違います。なぜなら、両性界面活性剤は蒸発しにくい成分だからです。では、どうやって消臭するのでしょうか？

「ろ紙に空気が触れて消臭」

私は、「週刊金曜日」２００７年7月20日号の「新・買ってはいけない」で、「消臭元」を取り上げた際に、小林製薬の担当者に消臭のメカニズムや成分の安全性について聞きました。すると、次のような驚くべき答えが返ってきたのです（この記事は、『新・買ってはいけない5』金曜日刊に収載）。

「消臭試験については、芳香消臭脱臭剤協議会が決めた基準があって、10リットルの袋の中にアンモニアを100ppm（ppmは100万分1を表す濃度の単位）くらいにして、そこに『消臭元』を一個入れ、10時間放置して、90％くらいアンモニアの濃度が下がれば、消臭剤という試験を行なっている。人間がくさいと感じるのは4ppmといわれている。ほかにも魚の腐ったような臭いや、メチルメルカプタンという大便の臭いでも同じ試験をして、消臭効果があることを確かめている。

ただし、家庭の部屋と同じ広さでの試験結果はない。両性界面活性剤系消臭剤は蒸発しない。部屋に人が入ってくるなどして空気が流れて、『消臭元』のろ紙に空気が触れることで消臭される。さらに香料によるマスキング消臭もある。つまり悪臭を嗅いでいても、香料のいいにおいを嗅げば悪臭を感じなくなる。

界面活性剤は、人体への影響はない。香料も、メーカーで作っている国際基準に準拠して毒性などの試験をして、人体への影響がまったくないものを使っている」

ちなみに「消臭元」は、成分が染み込んだろ紙を引っ張り出して、置いておくという製品です。つまり、そのろ紙を、臭いを含んだ空気が通過することによって、その臭いを消すというのです。

お粗末な消臭メカニズム

この答えを聞いたとき、私はあきれてしまいました。あまりにも消臭のメカニズムがお粗末だったからです。六畳間あるいは八畳間に存在する空気の量は膨大で、人の出入りなどによって空気が流れても、『消臭元』の小さなろ紙に触れるのは、部屋全体の空気のごく一部にすぎません。したがって、悪臭が消されたとしても、部屋に広がった臭いのほんのごく一部にすぎないのです。これで、部屋の臭いを消すことができるのでしょうか？

つまり、「消臭元」を部屋に置いていても、実際には部屋の臭いをとることはほとんどできないのです。もし、臭いがとれていると感じたとしたら、それは香料によるマスキング効果によるものと考えられます。

消臭とは、部屋の中に広がる臭いの分子を無くして、臭いのモトを絶つということです。その意味では、「消臭元」は、消臭効果がほとんどないということになります。

実は、公正取引委員会も、私と同じような見解を示しているのです。2008年6月12日、公取委は、小林製薬の「トイレの銀の消臭元」が、景品表示法に違反するとして、排除命令をだしました。

「銀イオンで除菌」「除菌」と表示しておきながら、実際には「トイレ内が除菌されるものではなかった」というのが、その理由です。この排除命令によって、同様な表示ができなくなり、小林製薬では表示内容を見直すことになりました。

公取委も「効果なし」

公取委では、排除命令を文書で小林製薬に通知したのですが、その中にこんな一節があります。「当該商品の容器の表面に『除菌効果はろ紙上で発揮されます。』と記載しているが、当該記載によって、当該商品のろ紙上のみが除菌され、トイレ内が除菌されるものではないことを一般消費者が認識することは困難である」。

つまり、この製品による除菌は「ろ紙上のみ」で行なわれるにすぎず、トイレ内の空気が除菌されるわけではなく、結果的に消費者に誤解をあたえているということです。

これは、消臭についても同じことなのです。ろ紙の上では消臭は行なわれるが、トイレ内や居室内が消臭されるものではないということです。

結局、実際には消臭というより、強烈な香料によって悪臭を感じにくくしているマスキング効果がほとんどといったほうがいいでしょう。

同社お客様相談室によると、「香料は、例えばラベンダーの場合、天然香料としてユーカリオイルを、合成香料としてはシトロネロールなど40～50種類の成分からできています。合成香料は香料会社から入手していますが、企業秘密になっていて、すべての成分までは分かっていません」ということでした。

こんなにもたくさんの成分を混ぜて、強力なにおいを作り出しているわけです。香料は、人によっては気分が悪くなったり、鼻や目の粘膜に刺激を感じることがあるので注意が必要です。とくにトイレは狭い空間なので、敏感な人は気分が悪くなることもあります。

通気性をよくして悪臭を減らす

ほかにも、両性界面活性剤を主成分とした消臭剤がいろいろ売られていますが、基本的には「消臭元」と同じで、強力な香料によるマスキング効果によって、臭いを感じなくさせているのです。

部屋やトイレの悪臭を防ぐには、窓を開けたり換気扇を回して通気性をよくすることがもっとも大切です。これで嫌な臭いをかなり減らすことができます。カビ臭も防ぐことができます。

また、臭いはガラスや壁、カーペットなどに付着し、徐々に放散されるので、それらを濡れ雑巾などで拭き取ることも効果的です。消臭効果が不確かな消臭剤を買う必要はないのです。

15章

必要ないものは使わず、経済的で快適な生活を！

石けんを使えばよい！

これまでいろいろな洗濯用洗剤、台所用洗剤、ボディシャンプー、シャンプーなどを否定してきましたが、では、「どうすればいいんだ？」と思っている人も多いでしょう。その答えは、簡単です。石けんを使えばよいのです。

石けんは、もともと脂肪を構成する脂肪酸にナトリウム、またはカリウムが結合したものですから天然成分に近く、生物に対する毒性が弱く、環境への影響も少ないのです。

ちなみに、「アタック」などの洗濯用洗剤や「ジョイ」などの台所用洗剤で体を洗うことはできませんが、石けんで体を洗うことはできます。それだけ、石けんの成分は皮膚にやさしく、体に害がないということです。

合成洗剤で衣類を洗うということは、合成界面活性剤や蛍光増白剤、香料などが衣類に残留し、それが常に皮膚と接触するということです。皮膚が敏感な人の場合、皮膚炎などの肌トラブルを起こす可能性があります。

台所用洗剤は、明らかに手の皮膚を刺激します。水でかなり薄めても、刺激します。また、お皿や茶碗などに残留した合成界面活性剤が、食べ物と一緒に胃や腸に入った場合のことも心配されます。

このほか、ボディシャンプーやシャンプーなどに含まれる合成界面活性剤は、必ず肌や地肌に触れることになるので、その影響が心配されます。

こうした不安な要素がいくつもあるのに、あえて合成界面活性剤の配合された製品を使う必要はないのです。刺激の少ない、多少口から入っても安全な石けんを使えばよいのです。

「石けんは落ちが悪い」は間違い

「合成洗剤はよく落ちる」「石けんは落ちが悪い」という人がいます。しかし、それは間違いなのです。試しに油で汚れた換気扇の羽を外して、台所用洗剤で洗ってみて下さい。

羽にべったりこびりついた黒い油は、合成洗剤を使って擦ってもなかなか落とすことができません。では、粉石けんを湿った布につけて、羽を拭いてみて下さい。きれいに油汚れが落ちるはずです。私は、自分でこれを体験し、それから石けんを使うようになりました。

石けんの威力を実感させてくれたのは、「せっけんの街」（手賀沼石けん）という粉石けんでした。廃食油から作られたもので、洗濯にも、食器洗いにも使うことができます。

だいぶ前の話になりますが、大掃除のときに換気扇を外して、羽の汚れを取ろうと思いました。台所用の合成洗剤を使って、布で汚れを取ろうとしたのですが、まったくといっていいほど取れませんでした。

そこで、「せっけんの街」を布に付けて、羽を拭いたところ、あら不思議、べっとりとついていた油汚れがきれいに落ちたのです。それからというもの、食器洗いにも洗濯にも石けんを使うようになったのです。

なお、重曹（炭酸水素ナトリウム）でも油汚れを落とすことができます。食器についている油を布でこすり取って、重曹をふりかけて洗うと汚れをとることができます。また、台所の水回りのヌメリなどもとることができます。

洗濯は粉石けんで

「粉石けんは自動洗濯機で使えない」「粉石けんは水では溶けにくい」という声を聞きます。しかし、私の経験した限りでは、そんなことはありません。真冬に冷たい水で洗っても、粉石けんが溶けないということはありませんし、汚れ落ちが悪くなるということもありません。自動洗濯機を使っていますが、粉石けんで十分洗うことができます。

ただし、問題なのは、下着の白いシャツがだんだん黄ばんできたり、やや黒ずんでくることです。しかし、これは1章で書いたように仕方のないことであり、自然なことなのです。

粉石けんには、もちろん蛍光増白剤は配合されていません。したがって、シャツを白く染めることはできません。逆に、シャツにもともと塗られている蛍光増白剤をどんどん落としてしまいます。その結果、シャツは本来の生成り色に戻っていきます。そのため、黄ばんだり、やや黒ずんだように見えてしまうのです。

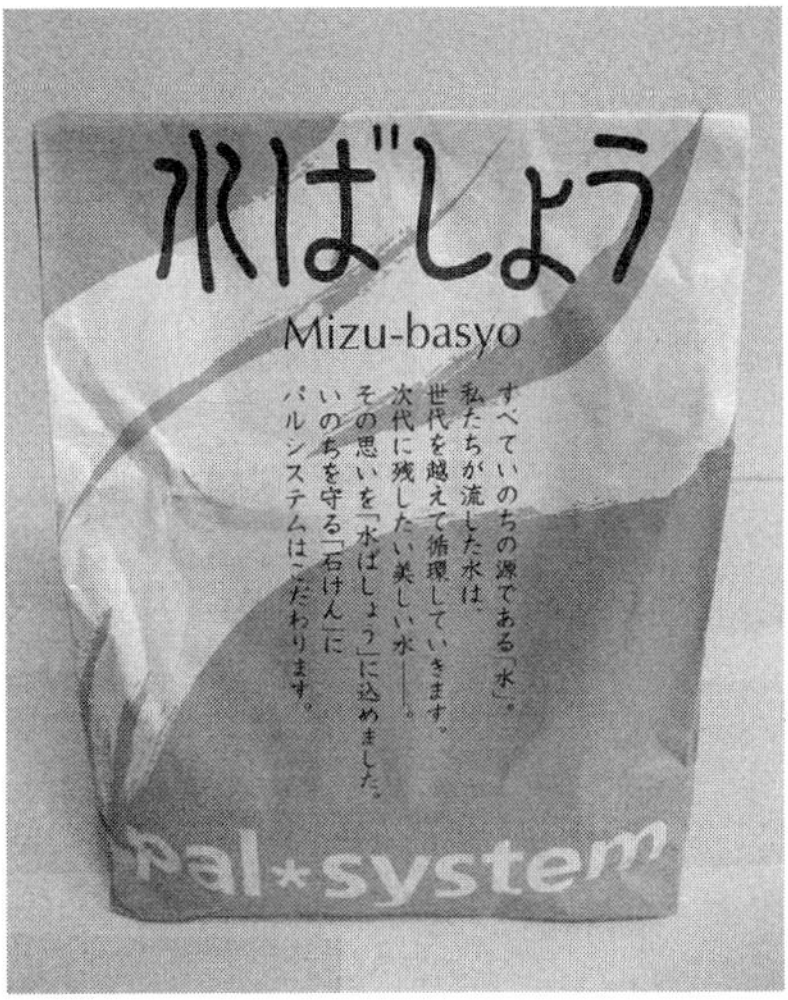

蛍光増白剤を塗りつけられて人工的な白さになるのがいいのか、それとも、自然の生成り色になるのがいいのか？　ここら辺は、個人の価値観によって、判断が分かれるかもしれません。

しかし、やはり化学物質が塗りつけられた白いシャツを着るよりは、やや黄ばんでいても自然な色のシャツを着るほうが、気持ちがいいし、安心できるのではないでしょうか。

ちなみに私の場合、「水ばしょう」（ボーソー油脂）という粉石けんを使っています。成分は、「純石けん分（61％、脂肪酸ナトリウム）、アルカリ剤（炭酸塩）」です。炭酸塩は、炭酸ナトリウムのことで、水に溶けると炭酸とナトリウムになるので、問題ありません。

衣類にも環境にもやさしい

これは粉石けんを使った実感なのですが、粉石けんで洗っていると、衣類が長持ちするように思います。シャツなどの衣類をもうずいぶん長いこと粉石けんで洗っていますが、繊維が傷みにくいのです。ですから、長い間買い換えることなく、着ています。人間の肌にやさしい石けんは、繊維にもやさしいようです。

ただし、部屋干しや夜干しは困難です。細菌を殺すことがないため、それらが繁殖して臭ってしまうからです。天気のよい日に外に干せば、そういうことはありません。

石けんを使えば、河川や湖沼の汚染も減ります。1章で書いたように、日本の下水道の普及率は70％程度であり、とくに地方の普及率は低くなっています。下水道のない地域で、しかも合併浄化槽を設置していない家庭の廃水は、そのまま河川に垂れ流されることになります。

もし、下水道の普及していない地域の各家庭が、石けんを使うようになったら、河川や湖沼は、ずいぶんときれいになることでしょう。石けんはもともと天然の物質に近いものですから、河川や湖沼でも微生物によって容易に分解されるので、水質への影響が少ないのです。

また、石けんは毒性が低く、魚に対する半数致死濃度（ＬＣ50）は、最も低い値で約17㎎／リットルであり、ＬＡＳやＰＯＥＲ、ＡＥＳの毒性の17分の1以下で、魚への影響がひじょうに少ないのです。また、無脊椎動物や藻類に対する毒性も、ＬＡＳやＰＯＥＲなどに比べると、ずっと弱いのです（日本水環境学会編『非イオン界面活性剤の水環境』技報堂出版刊）。

したがって、河川や湖沼の魚やエビ、カニなどへの影響が少なく、生態系を乱すことが少ないのです。また、本来脂肪の構成成分ですから、微生物の栄養源にもなります。

石けんを使うことで、水質の浄化を進めた手賀沼の例を1章で紹介しましたが、各家庭が石けんを使うようになれば、周辺の河川や湖沼も浄化されていくでしょう。

食器洗いはお湯と石けんで

次に食器洗いはどうすればよいでしょうか？　私は自分でいろいろ料理を作りますし、食べ終わった食器も自分で洗います。しかし、一切合成洗剤は使いません。それでも十分食器は洗えるのです。

まず、ほとんどの食器の汚れは、スポンジかふきんを使い、お湯で洗えば落とすことができます。お皿も鍋も、だいたいの汚れはお湯で落とすことができるのです。カレーを作った鍋も、ほとんどお湯で落とすことができます。多くの人は、「台所用洗剤を使わないと落ちない」と、テレビCMなどによってマインドコントロールされているようです。

ただし、なかなか落ちないのが、油汚れです。油はお皿にくっついてなかなかすっきり落ちません。このときだけ、台所用の液体石けんを使っています。洗っているときに、少し滑りやすいという難点がありますが、それを注意すれば、きれいに油汚れを落とすことができます。もちろん素手で洗っていますが、手に刺激はありませんし、手が荒れるということもありません。

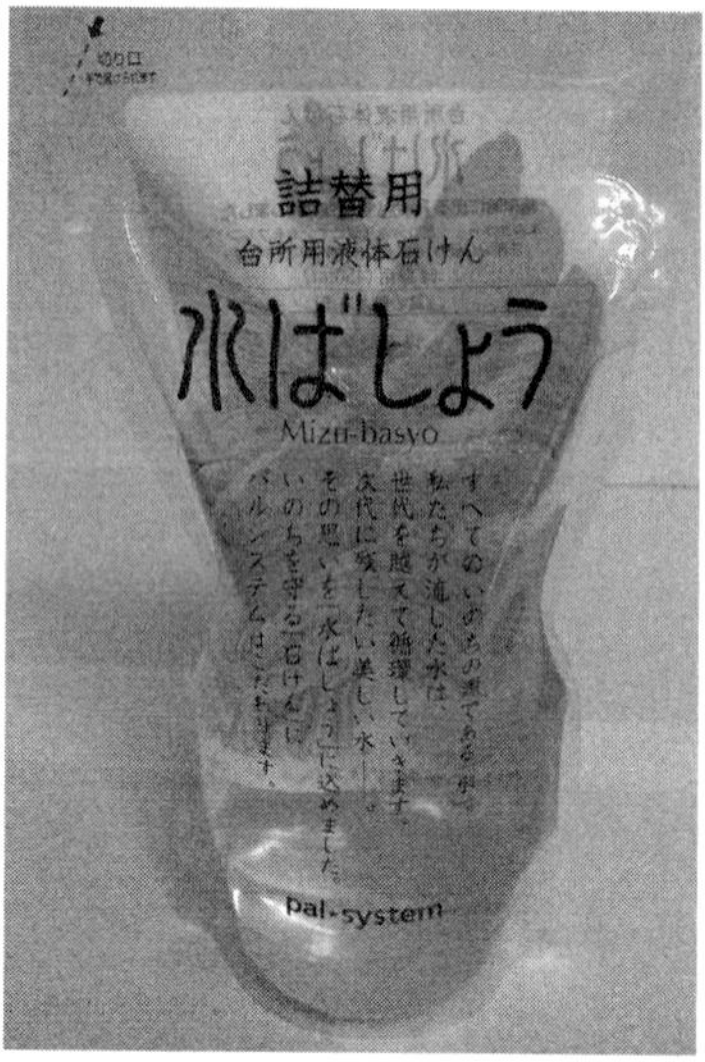

私の場合、今は「水ばしょう」（パルシステム）という液体石けんを使っています。成分は、「純石けん分（27％、脂肪酸カリウム、脂肪酸ナトリウム）、可溶化剤、炭酸塩」となっています。可溶化剤は、エチルアルコールで、炭酸塩は、炭酸カリウムです。どちらも問題ないでしょう。

なお、湯飲み茶碗に付いた茶渋は、6章で書いたように卵の殻で落とすことができます。布巾は、熱湯で消毒することができます。したがって、漂白剤を使う必要はありません。

ボディシャンプーは必要なし

体を洗うのに、ボディシャンプーを使う必要はまったくありません。石けんで体を洗えば、よいのです。

「泡立ちが悪い」「値段が高い」「安全性が心配」と、三拍子よくないボディシャンプーを、多くの人が使っているのが、不思議でなりません。おそらく毎日流されるテレビCMによって、多くの人が、「よい商品だ」と思いこまされているのでしょう。

しかし、よく考えてみて下さい。20年ほど前までは、誰もが石けんで体を洗っていたはずです。それで何か不都合はあったでしょうか？　石けんで体の汚れは十分落とすことができましたし、肌荒れを起こすこともなかったはずです。

ところが、花王やライオンなどの洗剤メーカーが、ボディシャンプーなるものを売り出しました。テレビCMをがんがん流し、おしゃれで便利であるかのごとく、これでもかと宣伝しました。もちろん防腐剤や酸化防止剤、溶剤などを配合しているというマイナス面は知らせません。

企業は都合の悪いことは知らせないのです。各メーカーは、それぞれ自社のホームページを作り、そこで製品をいろいろ紹介していますが、花王もライオンもP＆Gも、最も重要な成分名を表示していません。表示しているのは、自分たちに都合のよい情報ばかりです。これでは、何も消費者に知らせていないのと同じです。

まったく消費者をバカにしています。こんなメーカーの商品をわざわざ買うことはないでしょう。

ちなみに私は、シャボン玉石けんの「無添加浴用」を使っています。「純石けん分99％」です。ふつう無添加石けんの場合でも、注意表示があります。注意表示は、メーカーにとっては一種の

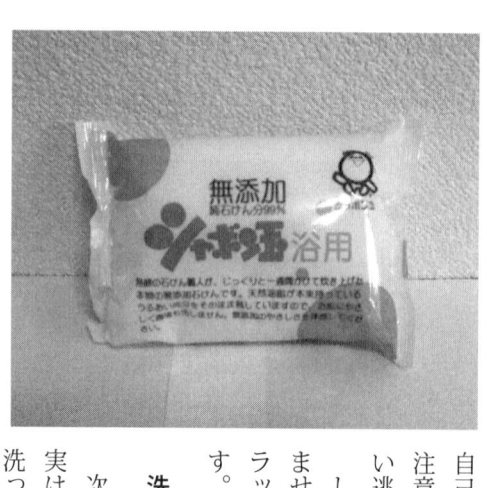

自己防衛です。利用者に何か被害があっても、「ちゃんと注意表示を書いている。それを守らないのが悪い」と、言い逃れることができるからです。

しかし、この「無添加浴用」には、その注意表示がありません。よほど製品に自信があるのでしょう。これは、ドラッグストアやスーパーでも、手頃な値段で売られています。

洗髪も石けんで

次に髪の毛を洗うには、どうすればよいでしょうか？実は私の場合、体を洗っている「無添加浴用」で髪の毛も洗っています。それだけです。リンスも使っていませんし、整髪料も一切使っていません。それで、何も問題はありません。

ただし、髪の毛の長い女性の場合、なかなかそういうわけにもいかないかもしれません。そういう人は、ドラッグストアなどでも、石けんシャンプーやそれに合わせたリンスが売られているので、それらを使えばよいと思います。なるべく余計な成分が入っていない製品がよいでしょう。

歯磨き剤は、必要ありません。ブラッシングだけで十分です。ただし、正直にいいますと、私もたまに歯磨き剤を使うことがあります。というのは、歯肉はいたって健康で何の問題もないのですが、歯が、とくに前歯が黒ずんでくることがあるからです。

私は毎食後かなり長時間ブラッシングをするのですが、なぜか歯が黒ずんできてしまうのです。黒ずみやすい歯のようです。それで、それを取るために、時々シャボン玉石けんの「せっけんはみがき」を使っています。

その成分は、「研磨剤…炭酸カルシウム・シリカ、基剤…水、湿潤剤…ソルビトール、粘結剤…セルロースガム・ベントナイト、発泡剤…石けん素地、香味剤…香料（ペパーミント）」です。香料が入っていますが、ペパーミントなので、それほど問題はないでしょう。

無駄なものは使わず、快適生活を！

このほか、柔軟剤も必要ありません。タオルやバスタオルなどは洗濯していると、多少ゴワゴワしてきますが、合成界面活性剤を塗りつけて、無理にスベスベふんわり感を持たせるよりはよいと思います。

「ハイター」や「キッチンハイター」などの漂白剤も、使わなくても困ることはありません。薬用ボディシャンプーは必要ありません。というより、むしろ使ってはいけません。

液体歯磨きや口内洗浄液は必要ありません。というより、これも使わないほうが無難です。薬用ハンドソープ、薬用石けん、消臭剤も必要ありません。

実際、私はこれらの製品を一切使わない生活をしていますが、何も不便は感じません。むしろ余計な費用がかからないので、生活費が少なくすんで助かっています。

これらの製品はもともと必要ないものなのです。企業が、自分たちの利益を上げるために、無理に作り出した製品にすぎないのです。

テレビＣＭなどに惑わされて、必要ないものを買ってお金を無駄使いし、さらにその製品で健康を害するという悪循環は、もうぜひとも断ち切ってほしいと思います。

自分の目でしっかりと、何が必要であるか必要でないかを見定めて、本当に必要なものを買うようにして下さい。それが、家計の面でも、健康の面でも、そして環境の面でもプラスになるのです。

無駄な製品を買わずに、経済的で快適な生活を！

[著者略歴]

渡辺　雄二（わたなべ　ゆうじ）

1954年生まれ。栃木県出身。宇都宮東高校卒、千葉大学工学部合成化学科卒。消費生活問題紙の記者を経て、82年よりフリーの科学ジャーナリストとなる。以後、食品、環境、医療などの諸問題を、「朝日ジャーナル」「週刊金曜日」「中央公論」「世界」などに執筆・提起し、現在にいたる。とくに合成洗剤、食品添加物、ダイオキシンなど化学物質の毒性に詳しく、講演も数多い。

著書　『食卓の化学毒物事典』『アレルギー児が増えている』（三一書房）、『暮らしにひそむ化学毒物事典』（家の光協会）、『超毒物ダイオキシン』（双葉社）、『暮らしのエコ・チェックQ&A』（ほんの木）、『人体汚染Q&A』（ラジオ技術社）、『危ない化学物質の避け方』『食品添加物の危険度がわかる事典』（KKベストセラーズ）、『あぶない抗菌・防虫グッズ』（青木書店）、『食べてはいけない添加物　食べてもいい添加物』（だいわ文庫）、『ヤマザキパンはなぜカビないか』（緑風出版）、200万部のベストセラーとなった『買ってはいけない』（共著、金曜日）など多数。

花王《かおう》「アタック」はシャツを白《しろ》く染《そ》める
——蛍光増白剤・合成界面活性剤は危ない

2008年11月15日　初版第1刷発行　　定価1500円＋税

著　者　渡辺雄二 ©
発行者　高須次郎
発行所　緑風出版
〒113-0033　東京都文京区本郷2-17-5　ツイン壱岐坂
［電話］03-3812-9420　［FAX］03-3812-7262［郵便振替］00100-9-30776
［E-mail］info@ryokufu.com ［URL］http://www.ryokufu.com/

装　幀　堀内朝彦
制　作　R 企 画　　印　刷　シナノ・巣鴨美術印刷
製　本　シナノ　　用　紙　大宝紙業　　E2000

ISBN978-4-8461-0815-1　C0036

◎緑風出版の本

ヤマザキパンはなぜカビないか
［誰も書かない食品&添加物の秘密］
渡辺雄二著

四六判並製
一九二頁
1600円

あらゆる加工食品には様々な食品添加物が使われています。例えば、ヤマザキパンは臭素酸カリウムという添加物を使いますが、これは発ガン性があります。本書ではこうした食品添加物を消費者の視点で見直しています。

プロブレムQ&A
危険な食品・安全な食べ方
［自らの手で食卓を守るために］
天笠啓祐著

A5判変並製
一八四頁
1700円

消費期限の改竄、産地の偽装、輸入品の安全性や鳥インフルエンザの感染、遺伝子組み換え食品の問題など、食を取り巻く環境は益々悪化している。本書は、これらを様々な問題を通して分析、食の安全と身を守る方法を提言。

食品汚染読本
天笠啓祐著

四六判並製
二一六頁
1700円

遺伝子組み換え食品から狂牛病まで、消費者の食品に対する不安と不信が拡がっている。しかも取り締まるべき農水省から厚生労働省まで業者よりで、事態を深刻化させるばかり。本書は、不安な食品、危ない食卓の基本問題と解決策を解説！

安全な暮らし方事典
日本消費者連盟編

A5判並製
三五九頁
2600円

ダイオキシン、環境ホルモン、遺伝子組み換え食品、食品添加物、電磁波等、今日ほど身の回りの生活環境が危機に満ちている時代はない。本書は問題点を易しく解説、対処法を提案。日本消費者連盟30周年記念企画。